Maternar

Gerar, gestar, parir e cuidar

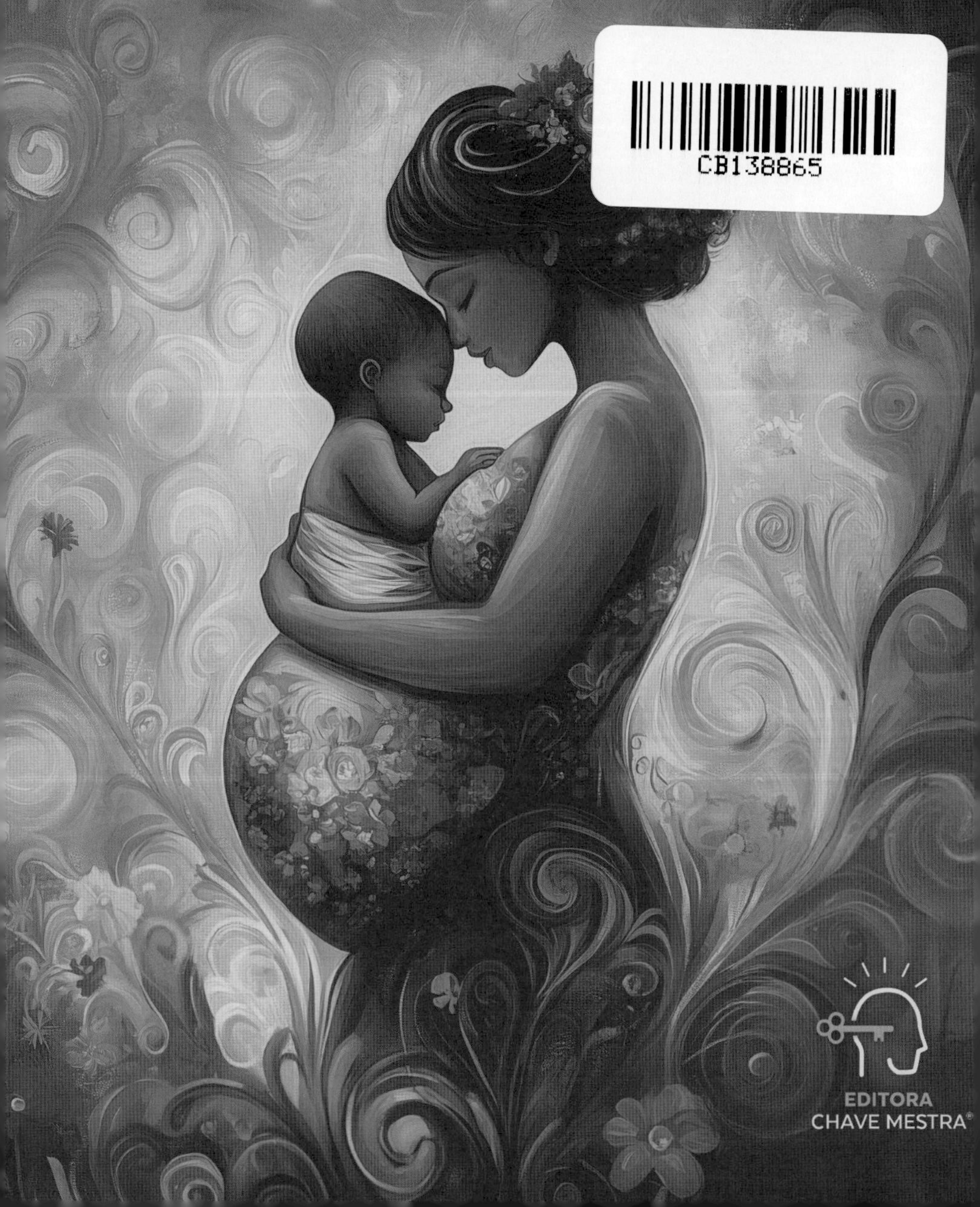

EDITORA
CHAVE MESTRA®

EDITORA
CHAVE MESTRA®

Av. Marcos Penteado de Ulhoa Rodrigues,
1119 – Tamboré, Alphaville – SP,
Ed. Office Shopping Tamboré –
Andar 21 – Sala Chave Mestra
CEP: 06460-040
@editorachavemestra
editora@editorachavemestra.com.br
www.editorachavemestra.com.br

Título original em português:

Maternar:
gerar, gestar, parir e cuidar

DIREÇÃO EDITORIAL
Raquel Medeiros

COORDENAÇÃO EDITORIAL
Bartira Costa Neves

EDITORIA JR.
Larissa Robbi Ribeiro

ASSISTÊNCIA EDITORIAL
Amanda Karine Grossel
Eloiza Andrade
Flávio Alfonso Jr.

REVISÃO
Híllona Anjos

DIAGRAMAÇÃO E PROJETO GRÁFICO
Liliana Medeiros Prates Maia

***BRANDING* DE CAPA**
Liliana Medeiros Prates Maia

Dados Internacionais de Catalogação na Publicação (CIP)

Vale, Rogério. (Organizador)

V149 Maternar: gerar, gestar, parir e cuidar / Rogério Vale (.org) – Barueri, SP: Chave Mestra Editora, 2025. 232 p.: 16 x 23 cm

ISBN 978-65-5496-110-3

1. Maternidade. 2. Mães. 3. Gravidez. 3. Mulheres. 4. Identidade materna. 5. Psicologia perinatal. I. Título.

CDD 158.1

Maternar

Gerar, gestar, parir e cuidar

EDITORA
CHAVE MESTRA®

Prefácio

Maternar: *gerar, gestar, parir e cuidar* é um coro de vozes femininas que se entrelaçam, se apoiam e se fortalecem, como em uma grande roda de especialistas que compartilham saberes ancestrais e contemporâneos sobre o mais humano dos processos: trazer uma vida ao mundo e seguir com ela nos braços, no peito, no colo, no coração.

Nesta obra coletiva, composta por textos de 28 autoras de diferentes áreas, com perspectivas e vivências diversas, somos convidadas — e convidados — a mergulhar nas múltiplas dimensões do maternar. Aqui, a maternidade é apresentada em toda a sua complexidade: não apenas como um evento biológico, mas também como uma travessia física, emocional, social e espiritual que transforma a mulher em muitas — muitas versões de si mesma, muitos papéis, muitas descobertas.

Cada capítulo lança luz sobre aspectos únicos dessa jornada. Desde o encantamento do início, quando a mulher descobre que está gerando vida, até as profundas reflexões sobre o que significa se reconhecer (ou se perder) no novo papel de mãe; do impacto da nutrição na gestação e desafios da amamentação ao delicado equilíbrio entre cuidar do bebê e não se abandonar e os direitos ainda negligenciados em nossa sociedade; dos marcos do desenvolvimento infantil aos gestos silenciosos que expressam o mundo através dos olhos da criança.

Este livro acolhe também os caminhos científicos e terapêuticos que atravessam a infância e a maternidade. Explora e acolhe saberes de áreas do conhecimento diversas para falar sobre intervenções precoces, desenvolvimento motor, sono, afeto e violência invisível e reivindica a maternidade como campo de cuidado integral, no qual o corpo, a mente e o espírito precisam ser igualmente nutridos.

Há, aqui, espaço para todas: para a mãe que chora em silêncio durante o *baby blues*, para a que descobre seu poder no parto humanizado, para a que busca apoio em meio à neurodiversidade, para a que caminha na direção da cura através da maternidade holística. Cada voz nos textos destas páginas é uma chama que ilumina um aspecto do maternar — e, juntas, essas chamas acendem uma fogueira de saber, acolhimento e resistência.

Maternar: gerar, gestar, parir e cuidar é uma leitura necessária para profissionais da saúde, educadores, familiares e, sobretudo, para as mulheres que estão, estiveram ou estarão nessa travessia. Que este livro seja colo e coragem e que inspire caminhos mais conscientes, mais amorosos e mais humanos para todas as infâncias e todas as maternidades.

Boa leitura.

Com carinho,

Bartira Costa Neves

Coordenadora editorial da editora Chave Mestra, psicopedagoga, especialista comportamental e psicanalista clínica

Sumário

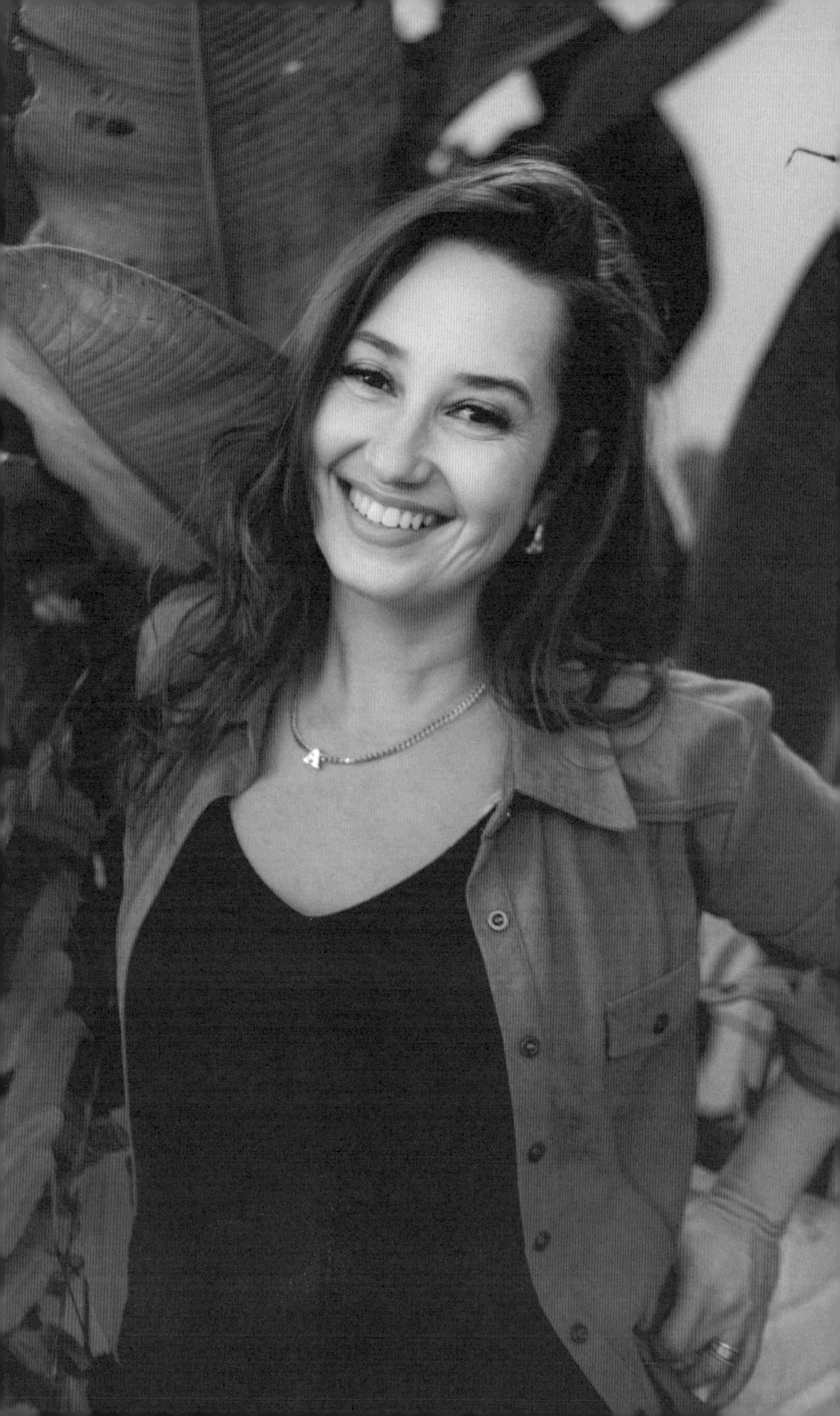

Alessandra C. Caroni

Sou Alessandra Carpinelli Caroni, nascida em São Paulo/SP e mãe de três filhos: Beatriz, Thiago e Matteus. Dedico minha trajetória ao acolhimento e desenvolvimento emocional de mulheres que são mães.

Sou psicanalista e terapeuta perinatal, com a missão de acompanhar mães na construção de uma maternidade autêntica, que respeite sua biografia, desejos e limites. Maternar é um processo de autoconhecimento e conexão, e acredito que as mulheres devem se reconhecer não apenas como mães, mas também como mulheres em constante evolução.

materpsi.ale

+55 (11) 91202-9586

contato@alessandracaroni.com.br

www.alessandracaroni.com.br

Maternar

Gerar, gestar, parir e cuidar

1 O milagre de se tornar muitas

Por Alessandra C. Caroni

Afinal, quando se inicia a maternidade para uma mulher? Para cada mulher, esse começo acontece de maneira única!

Para algumas, a maternidade começa com o teste positivo de gravidez. Para outras, surge no instante em que veem uma criança em um abrigo e imediatamente sabem: "É ela". Há quem sinta esse chamado antes mesmo de qualquer sinal concreto, quando o sonho de ser mãe se transforma em planos e ações. E, para muitas, ele acontece ao ouvir o primeiro choro do bebê ao nascer.

No meu caso, como mãe de três, cada um desses momentos chegou em um tempo diferente. Percebi que não existe hora certa nem fórmula única: cada mulher, cada história e cada filho possuem seu próprio compasso.

Independentemente de como aconteça, o instante em que você se reconhece como mãe se torna um marco em sua vida. Dali em diante, o tempo adquire um ritmo próprio, prioridades mudam, novos medos surgem, mas também novas coragens chegam.

Quero convidá-la a enxergar a maternidade como uma linha do tempo própria, na qual o instante em que a palavra "mãe" tomou posse de você seja sua "hora M" — um momento tão marcante quanto a "hora H", aquele instante definitivo e transformador. E, por consequência, a refletir sobre uma linha do tempo que gosto de dividir em AM (Antes da Maternidade) e PM (Pós-Maternidade).

A verdade é que, sim, sua maternidade é única, mas haverá muitas maternagens ao longo dela, a partir da "hora M".

Para esclarecer: maternidade é o estado de ser mãe, a condição em si; já a maternagem é o conjunto de cuidados, acolhimento e presença que a mãe oferece ao filho ao longo da vida.

Portanto, sua maternidade será composta por muitas maternagens ao longo do tempo, e diferentes formas de vivê-la. Ela é fluida e moldável, adaptando-se tanto aos acontecimentos externos quanto às transformações internas que ocorrem dentro de você.

E, assim como você muda, sua maternidade também precisa de ajustes. Os cuidados, o acolhimento e a presença não são conceitos fixos, mas aspectos que precisam ser constantemente revisitados e redefinidos. Seu entorno muda e influencia suas percepções, assim como suas transformações internas impactam a forma como você materna. Esse é um movimento contínuo, em que a maternidade se ajusta, cresce e se redefine a cada nova fase.

Voltemos à sua hora M. Quem era essa mulher nesse exato momento? Qual sua idade, estado civil, profissão? Quais eram seus sonhos, seus desafios? Já estava com um bebê a caminho ou já existia uma criança ao seu lado? Em qual situação se encontrava — não apenas fisicamente, mas também (e principalmente) emocionalmente? Essas inúmeras respostas são os primeiros traços da sua maternidade, moldadas por tudo o que existia em você e ao seu redor.

O início da maternidade é, inevitavelmente, marcado por inúmeras expectativas. Tudo é uma jornada de descobertas que está prestes a começar: desde quem será essa mulher que está vivendo esse momento, mas, principalmente, quem será esse filho. E aí cabem todas as projeções possíveis. O céu é o limite. Ainda que a mulher precise mudar hábitos e rotinas — algumas mais significativas que outras —, seu foco continua sendo o filho, mesmo quando falamos de mães de segunda viagem em diante.

A mãe é a anfitriã que prepara o ambiente e seu mundo interior para receber esse filho. E, acredite, por mais que se imagine uma intimidade — seja porque ele habitou seu corpo ou porque já existia em seus sonhos muito antes de chegar —, ainda assim será um desconhecido a ser descoberto. O mesmo vale para a mãe, que, aos olhos do bebê, é uma estranha de quem ele dependerá inteiramente para existir.

Há muito a ser organizado, tanto física quanto emocionalmente, para a chegada desse novo ser à família, e esse preparo inicial é essencial para fortalecer o vínculo materno. A maternidade não é algo pronto: ela se constrói ao longo de toda a vida. Por isso, formar esse laço representa o primeiro grande gesto da mulher ao filho e em direção à jornada que ambos começarão a trilhar.

Para que essa conexão aconteça, é fundamental vivenciar o que o psicanalista britânico Donald Winnicott chamou de "preocupação materna primária" (WINNICOTT, 2021) — um estado de quase fusão entre mãe e bebê. Nessa entrega profunda, a mulher se volta intensamente para o recém-nascido, criando um ambiente de afeto e proteção, em que consegue captar e traduzir o que ele ainda não sabe expressar. É nesse cuidado tão íntimo que o laço ganha forma, nutrindo, desde o início, a relação que sustentará mãe e filho em sua caminhada conjunta.

Esse vínculo ultrapassa os cuidados básicos, pois envolve a construção de uma linguagem própria entre os dois. Não surpreende, então, que muitas mães se sintam diferentes de quem eram antes, percebendo a necessidade de abdicar de partes de si momentaneamente. Esse processo é único para cada uma e marca o início de uma transformação profunda — a consolidação de uma nova identidade que continuará a se moldar conforme as demandas da maternidade forem surgindo.

Vínculo estabelecido, ambiente seguro para ambos. A linha do tempo dessa mulher, agora na fase PM, entra em um novo momento: cada parte dessa dupla começa a voltar o olhar para além um do outro. O bebê passa a perceber o mundo ao redor e demonstra interesse por tudo o que o cerca, expandindo suas referências para além da mãe. Já essa mulher, com um novo olhar, emerge desse período inicial, despertando para o que a cerca.

Essa dinâmica será determinante para o restante da maternidade, pois a maternagem passa a ser influenciada por fatores externos: como esse filho se insere no mundo e como essa mulher se percebe, se deseja e traduz sua identidade materna.

Para cada mulher, esse tempo se desenrola de maneira única. A maternidade não segue um roteiro fixo; ela se constrói dentro da linha do tempo biográfica de cada uma, e esse percurso merece ser respeitado.

Embora a palavra "maternidade" evoque algo concreto, sua essência é subjetiva. Ela se expande para além dessa mulher, existindo com base nos vínculos que ela estabelece com o mundo, com seu filho e consigo mesma; e, a partir desse olhar, revela-se como uma experiência múltipla, dinâmica e em constante transformação.

Diante de todas essas ramificações e possibilidades de maternagens que se apresentarão, a cada nova situação haverá sempre mais de um caminho a ser escolhido. Cada decisão exigirá dessa mulher/mãe uma adaptabilidade ímpar. Naturalmente, podemos concluir que, dessa grande rede de relações, interações, percepções internas, entorno e do próprio desenvolvimento do filho, emergirão inúmeras possibilidades de novas identidades.

A maternidade, acredito, é a experiência que mais potencializa transformações em um ser humano. Dentro de uma maternidade, coexistem muitas mulheres/mães — múltiplas versões de si, moldadas pelo tempo, pelo contexto e pelas experiências vividas.

Não se trata apenas de amadurecimento, mas de um ciclo contínuo de descobertas e redescobertas.

Às vezes, imagino um encontro entre a Alessandra que já é mãe de filhos adultos e a Alessandra mãe de primeira viagem, logo após o nascimento da primeira filha. Como essas duas mulheres se surpreenderiam ao se ver!

A Alessandra mais jovem se espantaria com a força que foi capaz de reunir, com os desafios que encarou, as conquistas que celebrou e as inúmeras vezes em que precisou ser corajosa. Já a Alessandra de hoje, com toda a experiência acumulada, se emocionaria ao rever a si mesma tão inexperiente, relembrando cada tropeço, cada superação e cada alegria que viveu naquele início.

Percebo agora que, para cada um dos meus filhos, eu me tornei uma versão diferente de mim mesma, moldada pelas descobertas, pelos medos e pelas vitórias que cada fase trouxe. E é justamente a soma de todas essas "Alessandras" que me fez chegar até aqui.

E todas as versões que existiram entre uma e outra? Quais acontecimentos, sejam eles externos ou internos, foram marcadores nessa linha do tempo para o surgimento dessas novas identidades, moldadas pela necessidade de adaptação da sua/minha maternagem?

Como não imaginar que, para além do crescimento do filho — o que por si só já é uma experiência que muitas vezes ultrapassa as palavras e o entendimento —, mudanças de emprego, a chegada de um "irmãozinho", a partida de alguém que amamos ou até mesmo momentos políticos e sociais exijam que revisitemos a nós mesmas, elaborando uma versão atualizada? Quanto essas transformações pedem de nós?

Muito. Ou, melhor dizendo: muitas.

Muitas mães. Muitas mulheres. Muitas amigas. Muitas profissionais. E todas as infinitas possibilidades que existem dentro de nós.

Ao longo dos anos, essa linha do tempo da maternidade continuará se desdobrando, e novas fases trarão novas identidades. O Pós-Maternidade não é apenas um período posterior ao cuidado intenso dos primeiros anos, mas um convite para reconhecer a mulher que emerge desse processo, carregando consigo todas as versões de si que nasceram ao longo dessa trajetória.

Por isso, o tempo que passa a transcorrer dentro de nós, na maternidade, adquire outra dimensão.

Não há como medir a quantidade de nascimentos que acontecem dentro de nós enquanto vivemos a maternidade, sendo, ao mesmo tempo, mães e mulheres.

Ser espectadora da evolução dos filhos é uma experiência única, mas sejamos também espectadoras de todos os nascimentos e estreias que protagonizamos em nós mesmas!

Entender que ser mãe vai além de uma função de continuidade, amor, resiliência e amadurecimento é reconhecer que essa mulher, a partir daquele vínculo inicial que exigiu tanto de si, retorna à vida com inúmeras possibilidades de existir — agora transformada pela experiência de maternar.

Tudo isso é movido pela ilusão de que seríamos as grandes responsáveis pelo crescimento e existência dos filhos, sem sequer cogitar que essa jornada seria, na verdade, uma via de mão dupla — uma experiência que nos revelaria muitas versões de nós mesmas.

E talvez esse seja o verdadeiro milagre da vida: imaginar que seríamos apenas mães, quando, na verdade, nos tornamos muitas. Em cada fase, um novo nascimento — do filho e de nós mesmas.

Bibliografia

WINNICOTT, D. *Da pediatria à psicanálise*: escritos reunidos. São Paulo: Ubu, 2021.

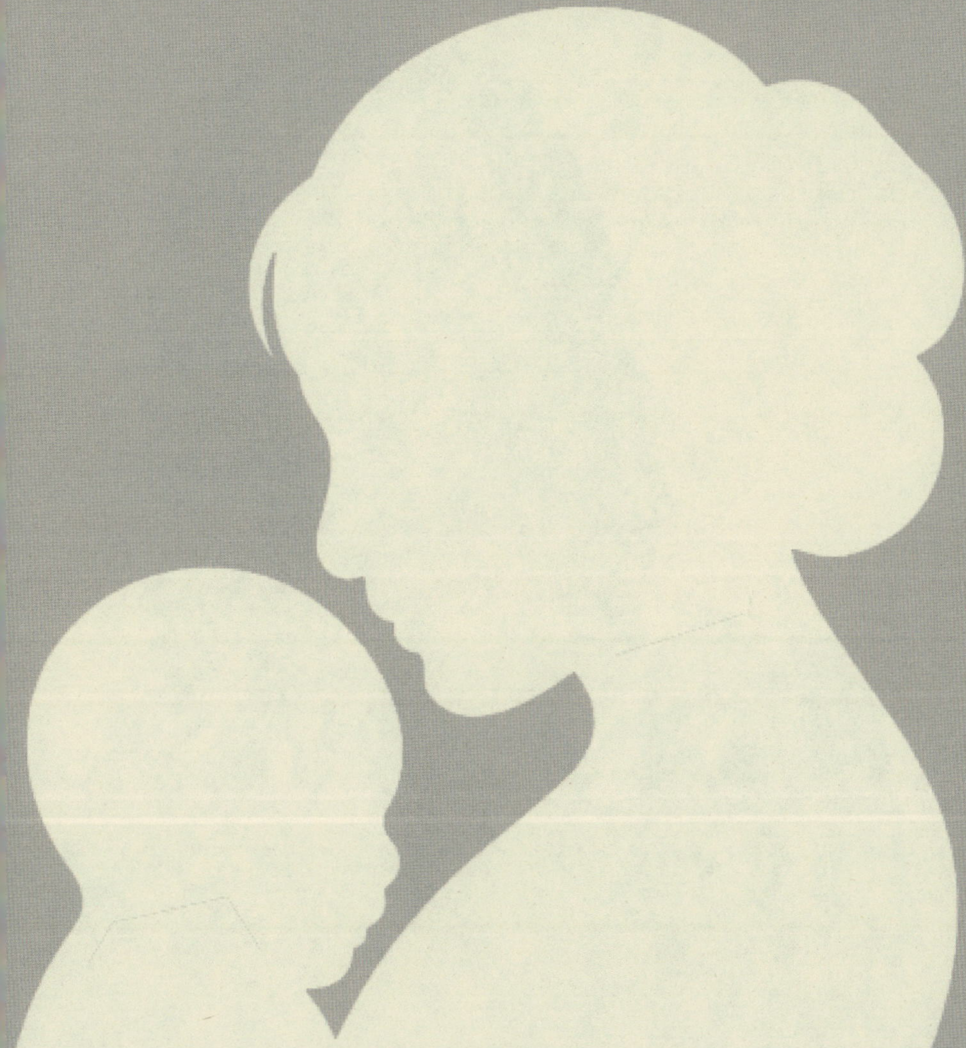

"E talvez esse seja o verdadeiro milagre da vida: nos tornamos muitas. Em cada fase, um novo nascimento — do filho e de nós mesmas."

Alessandra C. Caroni

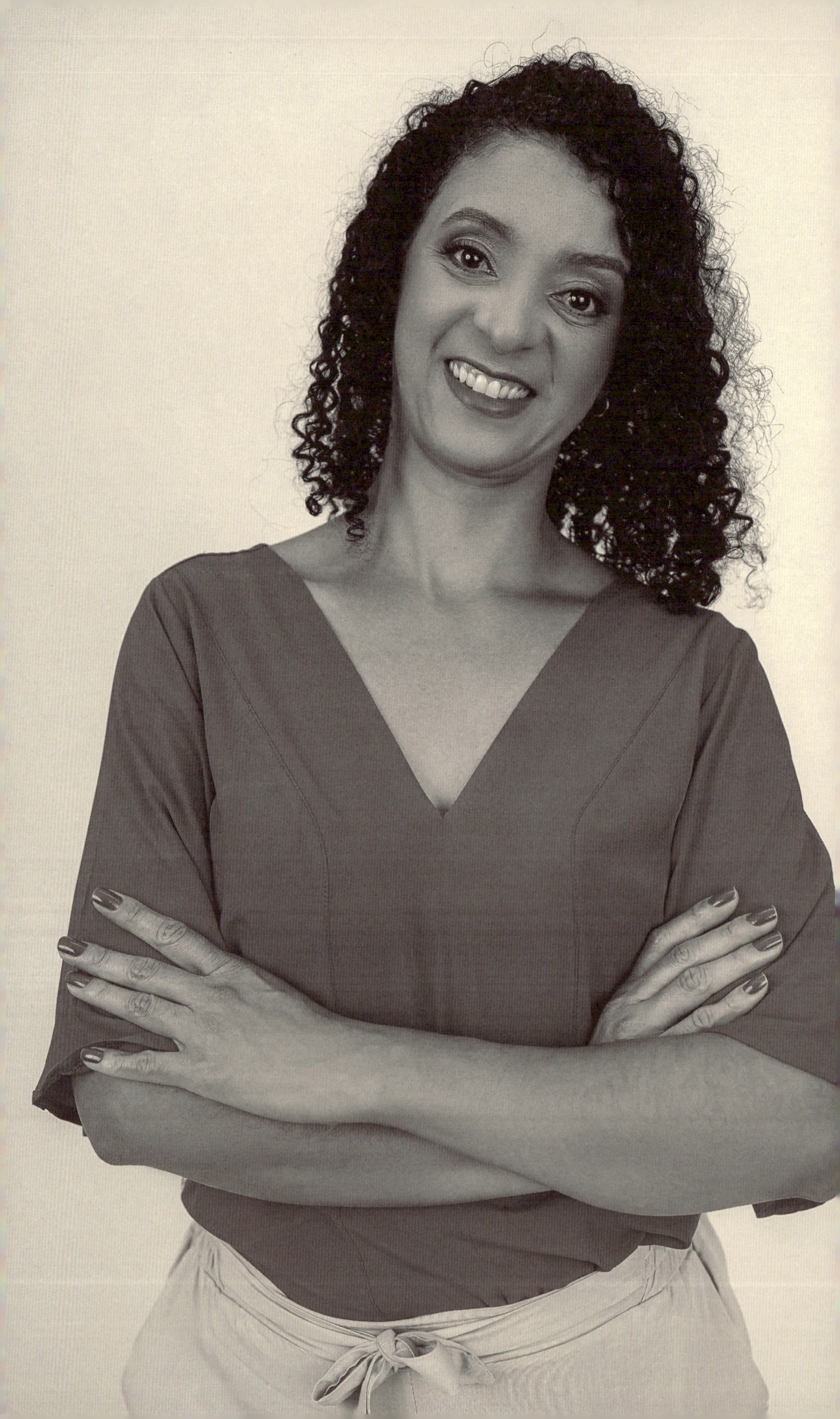

Alessandra Chaves

Sou Alessandra Chaves, psicóloga (CRP 05/48885), além de mãe e esposa. Especializei-me em Psicologia Infantil e Organizacional, sou educadora parental, mentora de pais e terapeuta de casais. Atuo na perspectiva psicanalítica e na disciplina positiva. Realizo também palestras e *workshops*.

Formei-me em 2015 pela Universidade Severino Sombra e, desde então, atuo na clínica atendendo crianças, adolescentes e adultos. Sou apaixonada pela clínica infantojuvenil e pela orientação a pais, acreditando que cuidar da saúde emocional de crianças e adolescentes é fundamental para termos, no futuro, adultos emocionalmente mais saudáveis. Reconheço também a importância de apoiar os pais em seu bem-estar psicológico, pois isso influencia diretamente no desenvolvimento dos filhos.

psicoalessandra01
+55 (24) 98132-7981
alessandrachavespsico@gmail.com
Psicóloga Alessandra Chaves

Maternar
Gerar, gestar, parir e cuidar

O papel da educação parental na formação do bebê

2

Por Alessandra Chaves

Introdução

Educar uma criança é uma jornada cheia de desafios e questionamentos. Desde o desejo de engravidar até a descoberta da gestação, surgem dúvidas sobre o momento ideal, nossa capacidade como mães e a conciliação de múltiplos papéis. Esses questionamentos são normais, mas não devem gerar sobrecarga de autocobrança; somos humanas e imperfeitas.

Sempre sonhei em ser mãe e busquei planejar esse momento, esperando por uma vida estabilizada e uma carreira promissora para oferecer o melhor ao meu filho. Contudo, o "momento ideal" nem sempre é possível e, por vezes, adiamos nossos sonhos. Vinda de família humilde, adiei o sonho de cursar uma faculdade, mas, com muito trabalho, formei-me em 2015 e atuei na minha área. Engravidei em 2020, mesmo com a pandemia, e tive uma gestação tranquila, embora preocupante devido ao contexto.

Como psicóloga infantil, ao me tornar mãe, além dos questionamentos iniciais, aprofundei-me na educação parental, tanto para auxiliar famílias quanto para aplicar em minha vida pessoal. Acredito que as vivências da infância são a base para a construção da identidade e personalidade; portanto, devemos cuidar bem de nossos pequenos e da forma como os tratamos. O que acontece na infância não fica lá; trazemos para a vida adulta as consequências.

Com conhecimentos teóricos e experiências pessoais, compartilho a importância da educação parental na formação de nossos filhos. Muitas vezes, refletimos sobre como educá-los, crescendo em um modelo tradicional semelhante ao que nossos pais receberam. Atualmente, com mais recursos e acesso ao conhecimento, podemos adotar práticas diferentes. Isso não implica culpar nossos pais; eles fizeram o melhor que podiam dentro de suas condições.

A jornada da maternidade: desafios e aprendizados

Desde o momento em que descobrimos a gravidez, somos inundadas por uma mistura de emoções: alegria, ansiedade, dúvidas e expectativas. Questionamos nossa capacidade de sermos boas mães, de equilibrarmos as múltiplas demandas da vida moderna e de proporcionarmos o melhor para nossos filhos. É essencial reconhecermos que não existem mães perfeitas; todas nós estamos em constante aprendizado, e os erros fazem parte desse processo.

O pediatra e psicanalista Donald Winnicott (2020) introduziu o conceito de "mãe suficientemente boa", referindo-se àquela que se adapta ativamente às necessidades do bebê, proporcionando um ambiente facilitador para seu desenvolvimento saudável. Essa mãe não precisa ser perfeita, isso é utopia, mas deve ser capaz de oferecer um ambiente que permita ao bebê desenvolver-se de maneira integrada e saudável. O bebê nasce com características inatas que são moldadas pela forma como é tratado e como percebe o mundo ao seu redor.

Aqui, partilho com você que a chegada do bebê é algo inexplicável; se você ainda não passou por isso, provavelmente passará. Vendo o rostinho do seu bebê, você descobrirá o verdadeiro sentido do amor incondicional. A maternidade nos oferece desafios, mas também é recompensadora. A nossa rotina como mãe de um bebê é cansativa, com privação do sono e todos os desafios que o maternar nos oferece, mas não deixe de ter um olhar para si, para as suas necessidades também.

A influência da educação parental no desenvolvimento infantil

Vamos entender a importância que a educação parental tem para um desenvolvimento saudável dos nossos pequenos. A parentalidade refere-se ao conjunto de atividades e processos de proteger, cuidar e orientar novas vidas, garantindo a sobrevivência, o bem-estar e o total desenvolvimento da criança. Ela engloba a interação entre pais e filhos e os recursos que os pais utilizam para promover o desenvolvimento dos filhos.

Os pais desempenham um papel essencial na educação emocional dos bebês, sendo seus primeiros modelos de regulação emocional, como nos relatam alguns autores, como Vilela (2024).

Desde o nascimento, os bebês são sensíveis às emoções dos cuidadores e aprendem a regular suas próprias emoções por meio dessas interações. Quando os pais respondem de maneira sensível e consistente às necessidades do bebê, eles promovem a capacidade da criança de desenvolver empatia, autocontrole e habilidades sociais.

Estudos indicam que bebês cujos pais demonstram disponibilidade emocional e responsividade têm maiores chances de desenvolver um apego seguro, que será a base para sua saúde mental e emocional no futuro. Esse apego seguro permite que a criança explore o ambiente com confiança, sabendo que pode recorrer ao cuidador em momentos de necessidade.

Nem sempre é fácil mantermos o autocontrole, mas a forma como lidamos com nossas emoções influencia diretamente o comportamento de nossas crianças. Por vezes, saímos do sério com as demandas que os bebês e as crianças pequenas nos apresentam. Nesses momentos, a participação ativa do pai e uma rede de apoio fazem toda a diferença.

Relatando minha experiência com minha bebê, o primeiro mês foi um dos períodos mais desafiadores para mim. Ela teve cólicas intensas e chorava a noite toda. Como mãe, eu me senti impotente e tive o emocional bastante afetado, mas confesso que a participação ativa do pai e minha rede de apoio, que nesse caso foi minha mãe, fizeram uma diferença enorme. Nesse período desafiador, busquei trabalhar meu lado emocional, pois nossos filhos também absorvem o que sentimos. Não foi fácil, mas segui em frente.

Desde o nascimento de minha filha, mantive uma comunicação aberta e empática com ela. Embora possa parecer estranho conversar com um bebê que ainda não responde verbalmente, essas interações são fundamentais para fortalecer a conexão entre nós. Crianças necessitam de previsibilidade; ao narrarmos nossas ações cotidianas, proporcionamos segurança e reduzimos possíveis ansiedades. Além disso, validar e nomear os sentimentos auxilia na compreensão das próprias emoções, ensinando habilidades essenciais para a autorregulação. Expressões como "vejo que você está frustrada" ou "é normal sentir-se triste" fazem com que a criança se sinta compreendida, promovendo um relacionamento saudável com suas emoções.

Estudos mostram que crianças que crescem em ambientes negligentes ou com respostas imprevisíveis dos cuidadores têm maiores riscos de desenvolver transtornos emocionais e dificuldades na interação social. Portanto, procure sempre, dentro do possível, proporcionar um ambiente emocionalmente estável, transmitindo segurança e previsibilidade para seu filho.

A importância da primeira infância no desenvolvimento cognitivo e emocional

A primeira infância, período que abrange do nascimento até os seis anos de idade, é uma fase crucial para o desenvolvimento humano. Nessa etapa, o cérebro da criança apresenta alta plasticidade, permitindo que experiências e interações influenciem significativamente seu desenvolvimento cognitivo e emocional.

<u>Práticas parentais positivas: construindo um futuro melhor</u>

Adotar práticas parentais positivas é essencial para o desenvolvimento integral das crianças. Algumas estratégias incluem:

- estabelecer uma comunicação aberta e empática: ouvir nossos filhos com atenção e validar seus sentimentos fortalece o vínculo afetivo e promove a confiança mútua;
- definir limites claros e consistentes: crianças precisam de orientação para compreender o que é esperado delas. Limites bem definidos proporcionam segurança e ajudam na construção de valores;
- oferecer suporte emocional: demonstrar amor e apoio incondicional é fundamental para o bem-estar emocional dos nossos filhos;
- estimular a autonomia: permitir que as crianças tomem pequenas decisões e assumam responsabilidades adequadas à sua idade contribui para o desenvolvimento da independência e autoestima.

A importância do autoconhecimento

Na educação parental, o autoconhecimento é fundamental. Se você teve uma experiência negativa nos primeiros anos de vida na relação com seus pais, isso não significa que irá repetir o mesmo com seus filhos. No entanto, como nos mostram o conceituado neurocientista e psiquiatra Daniel Siegel e a especialista em educação infantil Mary Hartzell (2020), e também a renomada psicoterapeuta Philippa Perry (2020), sem o autoconhecimento, a chance da história se repetir é grande, pois padrões negativos de interações familiares são transmitidos ao longo das gerações. Sabemos que não temos como apagar o que aconteceu no nosso passado, mas podemos encará-lo de forma diferente. Diante disso, o reconhecimento e a reflexão sobre esses padrões são essenciais para evitar a repetição de comportamentos negativos e promover uma educação mais consciente e saudável.

Considerações finais

Entendo profundamente como a maternidade afeta nosso emocional. Falo não só como psicóloga, mas também como mãe que vivencia esses desafios diariamente. Espero que este conteúdo torne sua jornada materna mais leve, fornecendo informações úteis para esse processo. A troca de experiências com outras mães é extremamente enriquecedora e nos fortalece. Você não está sozinha. Ficarei feliz em receber seu feedback por meio das redes sociais disponibilizadas. Caso necessite de auxílio para autoconhecimento ou para aprimorar a educação parental, visando encorajar seu filho a desenvolver habilidades para a vida e fortalecer-se emocionalmente, estou à disposição para ajudar. A seguir, listo algumas referências de livros que me auxiliaram e que recomendo para leitura.

Bibliografia

SIEGEL, D.; HARTZELL, M. (2020). *Parentalidade consciente*: como o autoconhecimento nos ajuda a criar nossos filhos. São Paulo: Editora XYZ, 2020.

PERRY, P. *O livro que você gostaria que seus pais tivessem lido (e seus filhos ficarão gratos por você ler)*. Tradução de Guilherme Miranda. São Paulo: Fontanar, 2020.

VILELA, J. Educação parental e o desenvolvimento infantil podem caminhar juntos. 2024. Disponível em: https://parentcoachingbrasil.com.br/educacao-parental-e-o-desenvolvimento-infantil-podem-caminhar-juntos/. Acesso em: 22/03/25.

WINNICOTT, D. *Bebês e suas mães*. Tradução: Breno Longli. São Paulo: Editora Ubu, 2020.

“Saibam que não existem pais perfeitos, apenas aqueles que se dedicam a dar o seu melhor todos os dias. Você é um deles.”

Alessandra Chaves

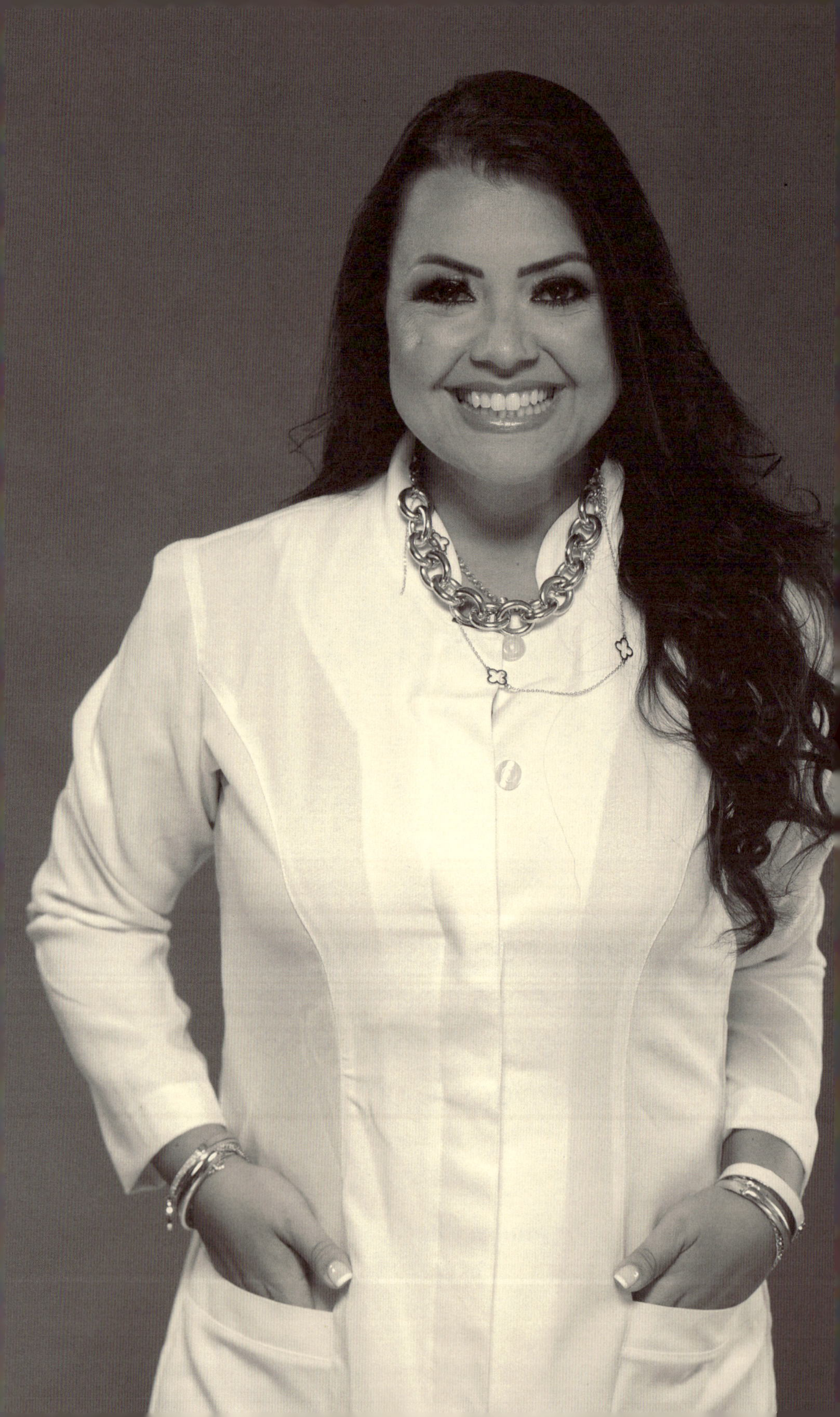

Ana Clara Verde Selva

Ana Clara Verde Selva Kury Rodrigues é pedagoga, psicopedagoga e terapeuta. Acredita no afeto como base do desenvolvimento e na importância de olhar para cada criança como única, respeitando a sua individualidade.

Profissional com dezesseis anos de experiência com crianças e seus desenvolvimentos escolares; neuropsicopedagoga clínica e institucional atuante na avaliação diagnóstica e intervenção educacional, e especialista nas áreas de Psicologia Educacional e Psicanálise.

Também é terapeuta Applied Behavior Analysis (ABA); analista do comportamento aplicado na educação inclusiva com especialização Verbal Behavior Milestones Assessment and Placement Program (VB-MAPP); perita judicial na área de pedagogia; educadora parental com ênfase em Neurociência; e pedagoga sistêmica com formação pela Escola Sistêmica do Brasil, fundamentada pela filosofia de Berth Hellinger e Marianne Franke-Gricksch em Constelações Familiares.

É sócia da Clínica Verde Selva — Intervenção Precoce e Desenvolvimento Infantil, localizada no Rio Grande do Sul.

clinica.verdeselva

neuropsico.anaselva

+55 (51) 99254-7737

Maternar

Gerar, gestar, parir e cuidar

ABA e Neurociência: caminhos para a infância

3

Por Ana Clara Verde Selva

Vamos explorar neste capítulo como a Neurociência, por meio da Applied Behavior Analysis (ABA), pode ajudar na intervenção precoce para crianças que precisam de apoio terapêutico. A ideia é apresentar descobertas científicas e como elas podem ser aplicadas no dia a dia das famílias e das crianças.

Ao longo desta leitura, vamos refletir juntos sobre a importância de entender o funcionamento do cérebro para ajudar no desenvolvimento das crianças e como as técnicas da ABA podem se beneficiar desse conhecimento, esperando que você encontre maneiras práticas de aplicar essas ideias na sua vida ou na vida de quem você ama.

A Neurociência tem desempenhado um papel fundamental no entendimento dos processos cognitivos, emocionais e comportamentais, contribuindo significativamente para a formulação de estratégias de intervenção precoce, como no contexto do Transtorno do Espectro Autista (TEA) e de outras condições do neurodesenvolvimento. A Neurociência e a ABA se complementam na promoção do aprendizado e na adaptação social. Essa interseção entre as áreas potencializa o desenvolvimento de crianças que necessitam de suporte especializado.

A Neurociência no Brasil é principalmente representada pela Sociedade Brasileira de Neurociências e Comportamento (SB-NeC), que reúne as pesquisas básicas da área. No âmbito clínico, a Neurociência brasileira é destacada nas Sociedades Brasileiras de Neurologia, Psiquiatria e Neuropsicologia.

Durante os primeiros anos de vida, o cérebro infantil passa por um crescimento intenso. De acordo com Shonkoff e Phillips (2000), a Neurociência auxilia em cerca de 90% o desenvolvimento cerebral antes dos cinco anos. Nessa fase, o cérebro cria trilhões de conexões entre os neurônios fundamentais para a comunicação e o processamento de informações.

Um aspecto importante da Neurociência é a noção de neuroplasticidade, que se refere à capacidade do cérebro de se adaptar e mudar ao longo da vida. A plasticidade permite que o cérebro se adapte e reorganize suas conexões em resposta a novas experiências e aprendizagens. No contexto da infância, isso significa que as experiências vividas pelas crianças podem moldar fisicamente suas estruturas cerebrais.

A Neurociência também ajuda a entender como fatores emocionais e sociais influenciam o desenvolvimento cerebral. As interações com cuidadores afetuosos são fundamentais para a regulação emocional das crianças. Ambientes estressantes ou adversos podem levar a alterações negativas no desenvolvimento cerebral, afetando áreas responsáveis pela aprendizagem e pela memória.

Outro ponto relevante é o impacto da nutrição no desenvolvimento cerebral. A Neurociência demonstra que uma alimentação adequada nos primeiros anos de vida é crucial para o crescimento saudável do cérebro. Nutrientes como ácidos graxos, ômega-3, ferro e zinco são essenciais para a formação das células cerebrais e para a transmissão dos impulsos nervosos.

Fundamentos da Análise do Comportamento Aplicada (ABA)

A terapia ABA é utilizada amplamente em diversas áreas, como educação, saúde mental, treinamento organizacional e modificação de comportamento, sendo especialmente eficaz em condições como o TEA. Sua eficácia na intervenção precoce está diretamente ligada à sua estrutura baseada no reforço positivo, modelagem de comportamento e análise funcional do comportamento, permitindo a identificação e o fortalecimento de habilidades desejadas, além da redução de comportamentos desafiadores.

Para crianças com autismo, o diagnóstico precoce é essencial, pois possibilita a implementação de estratégias terapêuticas desde os primeiros anos de vida, potencializando o desenvolvimento da comunicação, socialização e autonomia. Além disso, a ABA pode ser adaptada às necessidades individuais de cada criança, promovendo um aprendizado gradual e sistemático.

As intervenções são baseadas em dados, enfatizando sua coleta e análise para avaliar a eficácia das intervenções. Isso inclui monitorar o progresso e ajustar as estratégias conforme necessário. Os princípios da ABA incluem:

- **comportamento:** todas as ações, motivos e contextos nos quais produzimos algo. Tudo o que fazemos é denominado comportamento, desde um sorriso até uma birra, como choro ou grito;

- **reforço:** estímulos que aumentam a frequência de um comportamento. Pode ser um elogio, um brinquedo ou até uma atividade divertida que ocorre após o comportamento;
- **extinção:** o processo quando uma resposta previamente reforçada para de produzir o reforço que a mantinha. Não significa excluir a criança, mas sim entender que, se um comportamento não for reforçado, ele pode diminuir naturalmente;
- **generalização:** estímulos e comportamentos aprendidos em um ambiente são transferidos para outros contextos. Estímulos apresentados na terapia devem ser replicados para o desenvolver da vida real, dentro do ambiente familiar, social e educativo;
- **comunicação funcional:** capacidade de transmitir e receber mensagens de forma eficaz. Simplificar as mensagens, usar frases e palavras curtas, oferecer instruções simples para que o cérebro receba a informação de forma clara e consiga realizar a compreensão do que foi solicitado.

Entender o funcionamento do cérebro é fundamental para ajudar no desenvolvimento das crianças por várias razões, como:

- compreensão do desenvolvimento cognitivo;
- identificação de necessidades especiais;
- desenvolvimento de estratégias de ensino;
- promoção de habilidades sociais e emocionais;
- apoio à resiliência;
- criação de ambientes de aprendizado positivos.

Esses pontos enriquecem o conhecimento sobre o desenvolvimento infantil e fornecem ferramentas práticas para apoiar as crianças de maneira mais eficaz em seu crescimento e aprendizado.

A conexão entre Neurociência e ABA na intervenção precoce

A integração entre Neurociência e a ciência ABA oferece oportunidades valiosas para otimizar intervenções precoces no TEA. Compreender as bases neurológicas do comportamento pode informar estratégias de ensino mais eficazes, permitindo que profissionais adaptem intervenções ao funcionamento cognitivo e sensorial de cada indivíduo.

Pesquisas recentes demonstram que intervenções que consideram as diferenças neurológicas dos indivíduos são mais eficazes na promoção do aprendizado e na redução dos sintomas do TEA. A Neurociência fornece *insights* essenciais para aprimorar a ABA, pois explica os mecanismos cerebrais subjacentes aos processos de aprendizagem e comportamento. A relação entre essas duas áreas se manifesta nos seguintes aspectos:

1. Plasticidade neural e reforço positivo: a ABA utiliza reforçadores para promover mudanças comportamentais, enquanto a Neurociência mostra como esse reforço fortalece conexões sinápticas.
2. Regulação emocional e controle inibitório: a Neurociência explica como o córtex pré-frontal e o sistema límbico modulam emoções e comportamentos, sendo essencial para a aplicação de estratégias comportamentais eficazes na ABA.
3. Imitação e neurônios-espelho: pesquisas neurocientíficas demonstram que crianças aprendem por imitação, um princípio fundamental da ABA.

Dessa forma, a Neurociência valida empiricamente as técnicas aplicadas na ABA, justificando sua implementação desde os primeiros anos de vida. O campo da intervenção precoce para o autismo passou por transformações significativas nos últimos trinta anos, por exemplo, no acompanhamento do caso de uma criança com autismo submetida a uma intervenção comportamental intensiva por cinco anos, totalizando 40 horas semanais em ambientes domiciliar e escolar. Os resultados indicaram ganhos no desenvolvimento da criança e destacaram a viabilidade da capacitação dos cuidadores para esse tipo de intervenção.

Nessa linha, pesquisas longitudinais também indicam que crianças que iniciam o tratamento antes dos 3 anos possuem maiores chances de desenvolver habilidades funcionais ao longo da vida.

Mas, apesar dos benefícios comprovados, a implementação de intervenções precoces baseadas em ABA enfrenta obstáculos como escassez de profissionais qualificados e custos elevados. Além disso, há necessidade premente de disseminar o conhecimento sobre a importância dessas intervenções para maximizar os resultados terapêuticos.

O avanço tecnológico possibilita a coleta de dados mais precisa e em tempo real. Dispositivos vestíveis e aplicativos móveis facilitam o monitoramento contínuo dos comportamentos e das reações emocionais, permitindo ajustes imediatos nas intervenções. Essa sinergia entre tecnologia, Neurociência e ABA pode resultar em modelos de intervenção mais dinâmicos e responsivos às necessidades individuais.

A convergência entre Neurociência e ABA tem o potencial de aprimorar significativamente as intervenções precoces, promovendo uma melhor qualidade de vida para crianças com TEA e outras condições do neurodesenvolvimento. A ciência comprova que a estimulação nos primeiros anos de vida é determinante para o desenvolvimento saudável, para aprimorar as estratégias terapêuticas e oferecer suporte eficaz para crianças e suas famílias.

Ao aplicar os conhecimentos da Neurociência, educadores e familiares podem observar melhorias significativas no comportamento e no desenvolvimento das crianças, promovendo um ambiente de aprendizado mais acolhedor e estimulante. Que as lições aqui apresentadas ressoem nas suas práticas diárias, contribuindo para um futuro mais promissor e cheio de possibilidades.

Bibliografia

SHONKOFF, J. P.; PHILLIPS, D. A. (ed.). *From neurons to neighborhoods*: the science or early child development. Washington, D.C.: National Academies Press, 2000.

MICRONUTRIENTES e desenvolvimento cognitivo infantil. *Instituto Kylios*. Disponível em: https://encurtador.com.br/rgn4H. Acesso em: 31 mar. 2025.

MATOS, D. C. (org.). *Análise do comportamento aplicada ao desenvolvimento atípico com ênfase em autismo*. São Luís: UNICEUMA, 2016. Disponível em: https://crpma.org.br/wp-content/uploads/2022/05/Analise-do-Comportamento-Aplicada-ao-Autismo.pdf. Acesso em: 31 mar. 2025.Acesso em: 31 mar. 2025.

MOTA, A. C. W; VIEIRA, M. L; NUERNBERG, A. H. Programas de intervenções comportamentais e de desenvolvimento de intensivas precoces para crianças com TEA: uma revisão de literatura. *Revista Educação Especial*, Santa Maria, v. 33, ed. 12, p. 1-27, 2020. Disponível em: https://encurtador.com.br/ylzmR. Acesso em: 31 mar. 2025.

MAPEAMENTO cerebral no autismo: avanços e desafios para a prática clínica. *Portal Telemedicina*, Barueri, 2024. Disponível em: https://portaltelemedicina.com.br/mapeamento-cerebral-no-autismo?. Acesso em: 31 mar. 2025.

GOMES, C. G. S. *et al.* Efeitos do uso de tecnologias da informação e comunicação na capacitação de cuidadores de crianças com autismo. *Revista Brasileira de Educação Especial*, Bauru, v. 27, ed. 85, p. 285-300. Disponível em: https://doi.org/10.1590/1980-54702021v27e0085. Acesso em: 31 mar. 2025.

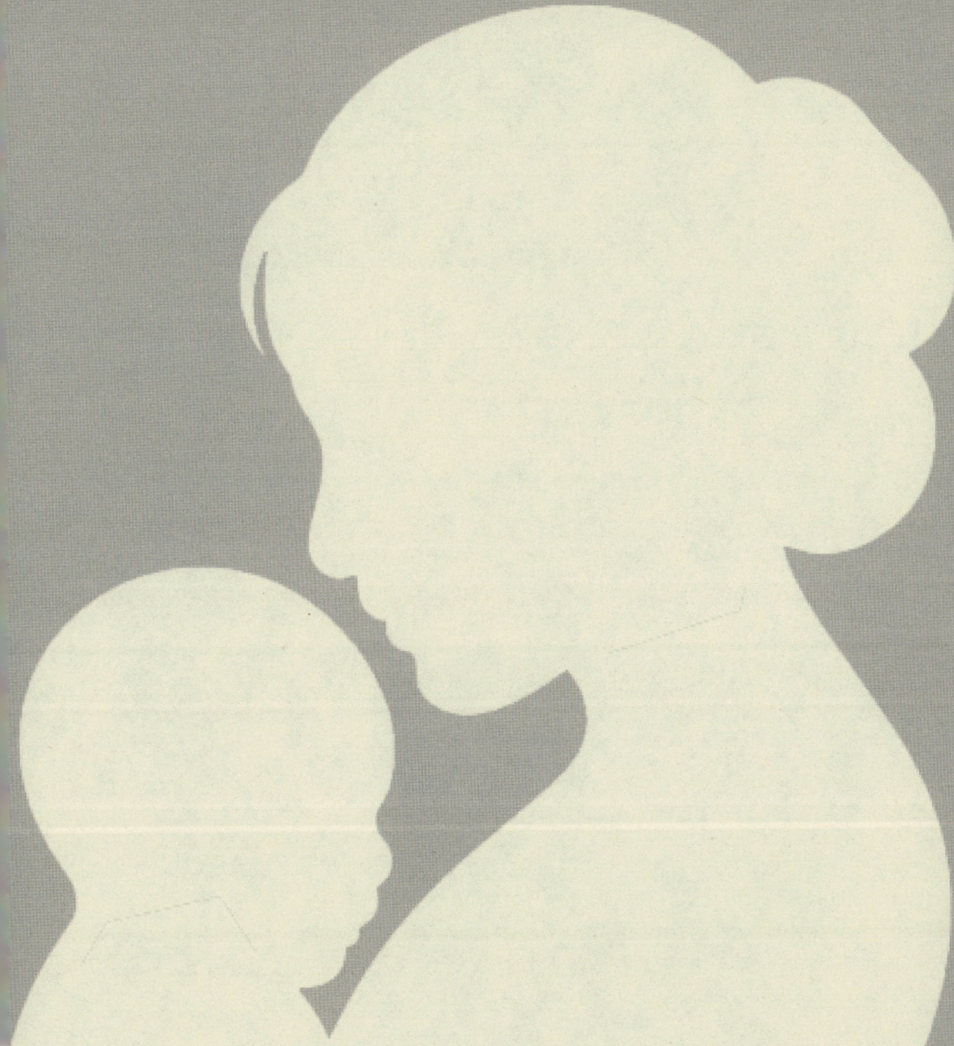

“A infância é o chão que
pisamos uma vida inteira.
Por isso, cuide bem dela.”

Ana Clara Verde Selva

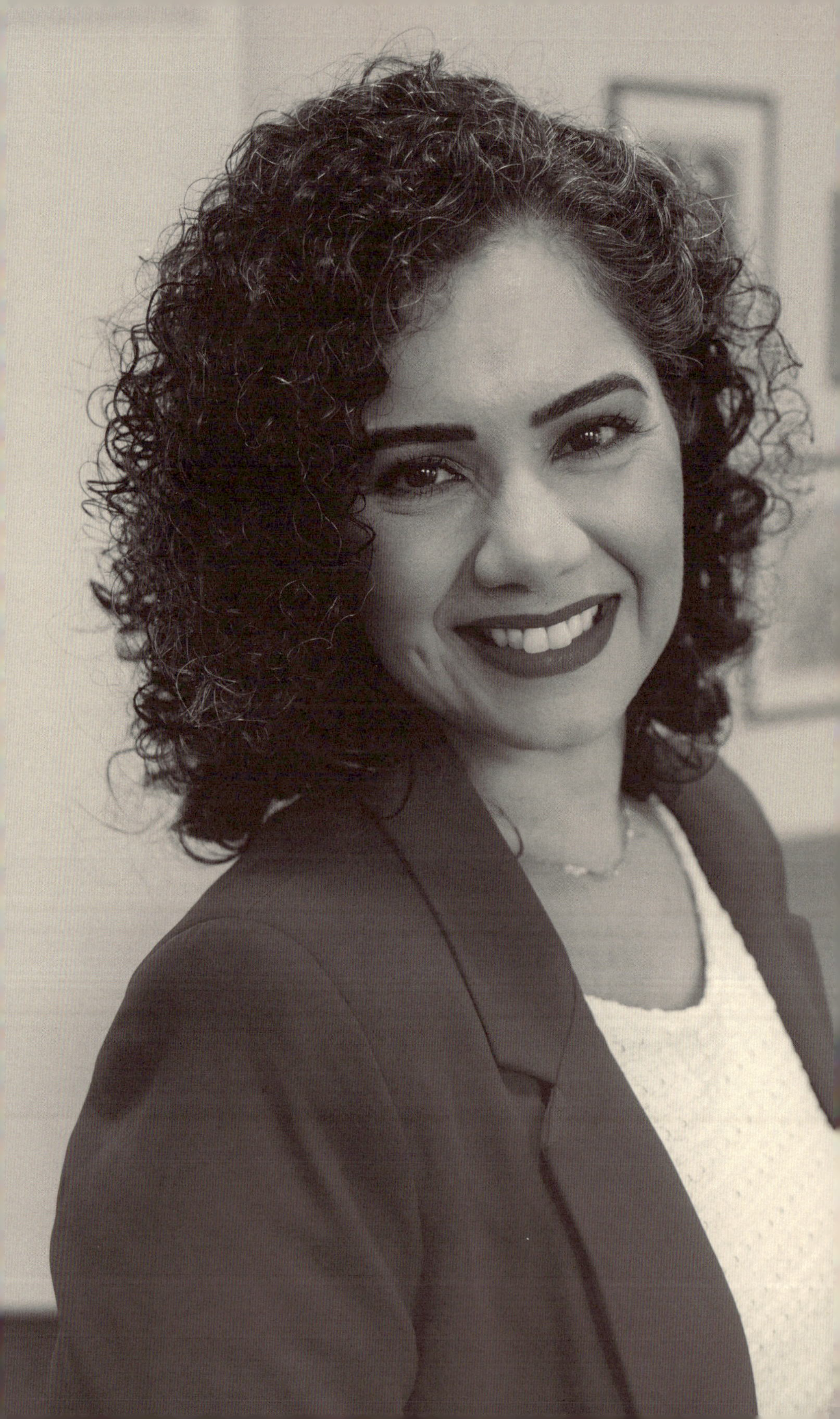

Ana Letícia Cornetti

Sou Ana Letícia Cornetti, também conhecida como Analê. Psicóloga há catorze anos. Dois meses após pedir demissão de um trabalho CLT, descobri que estava grávida. Essa experiência me trouxe inquietações sobre uma sociedade que espera que as mulheres sejam mães como se não trabalhassem, e que trabalhem como se não fossem mães. Com o nascimento de meu filho, vivi intensamente cada fase, enfrentei a depressão pós-parto, precisei de ajuda para me reconstruir e decidi me aprofundar na Psicologia Materna. Aprimorei-me em Psicanálise, Perinatalidade e Parentalidade; e em Humanização do Luto Perinatal. Também mergulhei em estudos familiares e intervenção com casais em crise, formações que me permitem apoiar famílias em travessias delicadas e significativas. Cuidar de mulheres-mães virou missão de vida.

analeticiacornetti.psi

Ana Letícia Cornetti

psi.analeticiacornetti@gmail.com

Maternar

Gerar, gestar, parir e cuidar

E se eu me perder de mim ao me tornar mãe?

4

Por Ana Letícia Cornetti

Muitas vezes, a maternidade se apresenta como um portal para intensas e profundas transformações. Algumas mudanças chegam como um convite, outras nos atravessam sem pedir licença e aguardar autorização.

"Sinto falta de quem eu era; ao mesmo tempo, não me vejo sendo mais a mesma."

"Não me reconheço após a maternidade."

"Parece que uma parte de mim se foi e eu não sei o que fazer com o vazio que ficou."

"Estou estranhando a versão de mim que tem transbordado na relação com a cria."

"Sinto falta de ser outras coisas além de mãe."

Se você se vê em alguma dessas frases, é possível que esteja em um momento de reconstrução de seu guarda-roupa existencial, uma mudança estrutural diante da chegada dos filhos em sua vida.

Às vezes nos demoramos brigando com tudo o que saiu do lugar e com os espaços que se abriram, com o que deixou de ser e o que ainda não é. Mas já parou para pensar que essa revolução aí dentro pode ser uma oportunidade para encontrar e construir novas formas mais autênticas de ser e estar no mundo? Caminhos que você pode sentir que valem mais a pena de serem seguidos em sua vida hoje.

Neste momento, também percebemos a quantidade de padrões que repetimos compulsoriamente, sem sequer questionar se eram respeitosos conosco.

Sei que dá medo, e que você pode, vez ou outra, se sentir sem um chão conhecido para pisar. Por isso, eu a convido a fazer da leitura deste capítulo uma companhia acolhedora e gentil de sua caminhada feminina e materna.

Essas palavras foram tecidas com cuidado, com a intenção de ajudar você a ter uma conversa respeitosa com sua história e olhar, não sem medo, mas com confiança, para a potência da sua jornada, entre quem um dia você foi, quem você será, e o que é possível de se habitar no meio de tudo isso!

O que se perde quando se ganha um bebê?

Falar sobre os lutos que vivemos, ao mesmo tempo que temos um lindo bebê nos braços, parece contraditório; entretanto, ajuda-nos a reconhecer, validar e cuidar das ambivalências que nos habitam nessa jornada. Viramos mães, mas não nos tornamos um robô, certo? Continuamos humanas, ou melhor, ganhamos amplitude em nossa existência.

Meus catorze anos de experiência ouvindo histórias e apoiando pessoas em suas travessias de vida, meus anos de vivência materna — do gestar ao criar, e meus quase nove anos de prática clínica dedicada ao suporte de mulheres no ciclo gravídico-puerperal e em diversos ciclos do ser mãe me mostram que integrar tudo o que somos ou deixamos de ser nos traz mais inteireza, saúde e bem-estar.

Ter um filho está longe de apenas incluir um prato a mais na mesa ou engrossar o caldo do feijão. É uma experiência avassaladora e que transforma nosso viver, um momento inaugural que cria uma linha entre nosso antes e nosso depois.

Temos o direito de olhar e sentir pelas partes de nós que vemos cair do "caminhão da mudança", por aquelas que, em alguma medida, sentimos escapar por entre os dedos: o banho com calma e sem interrupção que é trocado pelo choro fantasma enquanto lavamos a cabeça e que nos faz desligar o chuveiro para checar se tem alguém nos chamando; aquela comida que enfiamos pela boca quando e como se faz possível em vez da refeição completa e ainda quentinha; perceber que dormir uma noite inteira sem ser acordada de quatro a quinze vezes não está fazendo parte de nossas opções; aquela coisa estranha que é não se reconhecer em seu guarda-roupa e em suas amizades de sempre. Todos esses deslocamentos no jeito da vida acontecer, definitivamente, não são experienciados sem impacto. Isso nos marca e precisa ser reconhecido!

Validar não é amargurar ou remoer, ao contrário, é dar um lugar a partes de nós que consideramos especiais e importantes, para que ponderemos o que desejamos resgatar de volta aos poucos e o que podemos soltar para abrir espaço para novas vivências e composições na identidade pessoal que estamos recriando.

Honre o que dói, mas também se permita transformar o que arde em movimentos que cuidam de você e suas relações, considerando o contexto que você tem hoje!

Construir-se mãe também é uma oportunidade para aprender a se maternar com amorosidade e gentileza.

A vivência materna nos toca de uma forma muito visceral, intensa e complexa, mobilizando um tanto de revoluções dentro da gente. Você também sente isso?

Dani Junco, em seu livro *Mãe, por que você trabalha?*, traz uma ardida verdade: "Revoluções não são gentis" (JUNCO, 2023, p. 33), e, diante dessa jornada que não se encerra, de irmos descobrindo e construindo a mãe que queremos e podemos ser, faz uma enorme diferença exercitar um olhar amoroso diante de nossos medos, inseguranças, dúvidas, ambivalências, frustrações e desejos.

É esperado que durante esse percurso você se perceba habitada por alegrias, lembranças e dores que já estavam aí, mas que você nem sabia que existiam dentro de si.

Também já me senti a mulher com identidade espatifada e que precisou se reconstruir. Eu poderia dizer a você aquela amada e odiada frase: "Respira, vai passar!". Mas sei que isso é insuficiente, pois, apesar de passar, eu quero que você possa atravessar cada fase, não como quem tampa o nariz para não sentir o gosto enquanto engole um remédio amargo, mas sim como quem está presente em sua própria vida, autora e protagonista dela, porque o aspecto doído e difícil de cada fase passa, mas junto dele também se vai a preciosidade de cada momento único dessa vivência. Há noites que parecerão uma eternidade; ao mesmo tempo, num estalar de dedos você verá aquele olhar de devoção dos primeiros anos de seu filho ser promovido para o "nossa, que chata(o)" na adolescência, que chega junto com o lindo e afrontoso desejo de autonomia. Cada ano não volta, não tem *replay*. Esteja viva e presente em sua própria vida, vale a pena!

É preciso cuidar de quem sustenta sua travessia!

"Se você se permitir explodir e então se remontar, pedaço por pedaço, um dia vai acordar e perceber que está totalmente reencaixada. Está inteira de novo, e forte, mas de repente tem uma forma e um tamanho totalmente novos" (DOYLE, 2020, p. 263). Trago a frase de Glennon Doyle, de seu livro *Indomável*, como uma reflexão-convite para você fazer do gesto de dialogar consigo mesma um símbolo de quem escolhe apostar na reinvenção da vida, pois, como diz a atriz Fernanda Torres: "A vida presta".

Permita-se ser parte importante da sua vida e redescobrir o que é autocuidado para você. Cuidar de quem sustenta sua travessia, ou seja, seu corpo, pensamentos, espiritualidade, atitudes e relacionamentos, pode levá-la além e ajudá-la a habitar uma vida de forma cada vez mais significativa e que a gente sente que vale a pena viver, apesar de.

Transformando o que arde em movimentos que cuidam

Questões existenciais podem nos deixar um tanto angustiadas, então respire fundo, resista à tentação de fugir delas e se dê a oportunidade de ficar amiga das perguntas e da prática de escutar o que suas emoções podem contar sobre você. É transformador. Conversar com o que sentimos nos ajuda a sermos melhores para nós mesmas e para quem amamos!

Para ajudá-la nesse processo, vou trazer algumas perguntas-guia. Recomendo que você escolha um caderno para tomar como seu companheiro de autoconhecimento e siga com a seguinte premissa: o que você sente é importante; o que você pensa merece ser considerado; o que você deseja é legítimo e o que tem a dizer é significativo! Você pode fazer por partes e no seu tempo, aos poucos vai pegando o jeito.

Comece escolhendo canetas ou lápis de que gosta, mas lembre-se de que o simples funciona. Se desejar, faça um chá ou pegue um cafezinho para acompanhar. O mais importante é se permitir. Você merece essa chance de bater um papo franco e amoroso consigo mesma!

Não se apresse para encerrar as respostas, permita-se escrever tanto quanto as palavras quiserem fluir; você pode acrescentar mais pontos sempre que desejar. Vamos lá!

Quem era você antes de se tornar mãe?

Que partes suas você sente que ainda estão fazendo sentido hoje?

De quais versões suas você sente falta, mas não se conectam com a vida que quer habitar? Aqui, escreva uma carta honrando, agradecendo e se despedindo, reconhecendo-as como parte da sua história passada.

Faça uma linha do tempo — um traço reto em uma folha de sulfite na horizontal e dividido em partes: você criança, você adolescente e você na vida adulta — e escreva próximo a cada fase da vida: quais *hobbies*, prazeres, diversões você tinha? Em seguida, circule quais você gostaria de retomar. Não se julgue: faz o coração pulsar? Então é válido.

Dedique-se a elaborar estratégias em sua rotina que a ajudem a incluir essas práticas/atividades, apesar das adaptações necessárias. Não desista, você começa como pode e aprimora com o tempo.

Agora, convido-a a olhar o copo meio cheio: o que a maternidade ampliou em você? Treine seus olhos para reconhecer o que você ganhou ao se parir mãe.

Eu aprendi sobre a preciosidade do meu tempo e ganhei força para dizer não às situações e pessoas que me tiravam energia e saúde, para estar bem comigo e com os meus. Sabe aquele "não" para o outro que é um "sim" para você? Pois é!

Espero que neste breve capítulo eu tenha ao menos instigado-a a ser gentil e não se abandonar no desejo de se reencontrar após a maternidade. Desejo que faça da experiência de dialogar consigo uma prática para a vida.

"O que essa emoção conta sobre mim e como posso cuidar disso?". Duas perguntas que parecem simples, mas que podem levar você a descobertas surpreendentes.

Chegamos ao fim desta conversa, mas podemos seguir juntas. Siga-me no @analeticiacornetti.psi e conte como esse meu diálogo com você chegou em seu coração.

Notas para ler sempre que precisar

- Use a idealização como inspiração e não como uma prisão.
- Permita-se dizer "não" quando necessário, sem medo de desamar.
- Aceite o não saber como parte da jornada de se desenvolver.
- Quando a vida apertar, ancore-se naquilo que a mantém estável.
- Autorize-se a recalcular a rota sempre que necessário.
- Celebre os passos dados em vez de só olhar para o que falta.

Bibliografia

DOYLE. G. *Indomável*. Rio de Janeiro: Harper Collins, 2020.

JUNCO, D. *Mãe, por que você trabalha?* Devaneios, dicas e desabafos de uma mãe que escolheu trabalhar e maternar sem culpa. São Paulo: Planeta do Brasil, 2023.

> “Cuide de quem sustenta sua travessia e se dê a chance de construir novas memórias sobre você e sobre o que é viver.”

Ana Letícia Cornetti

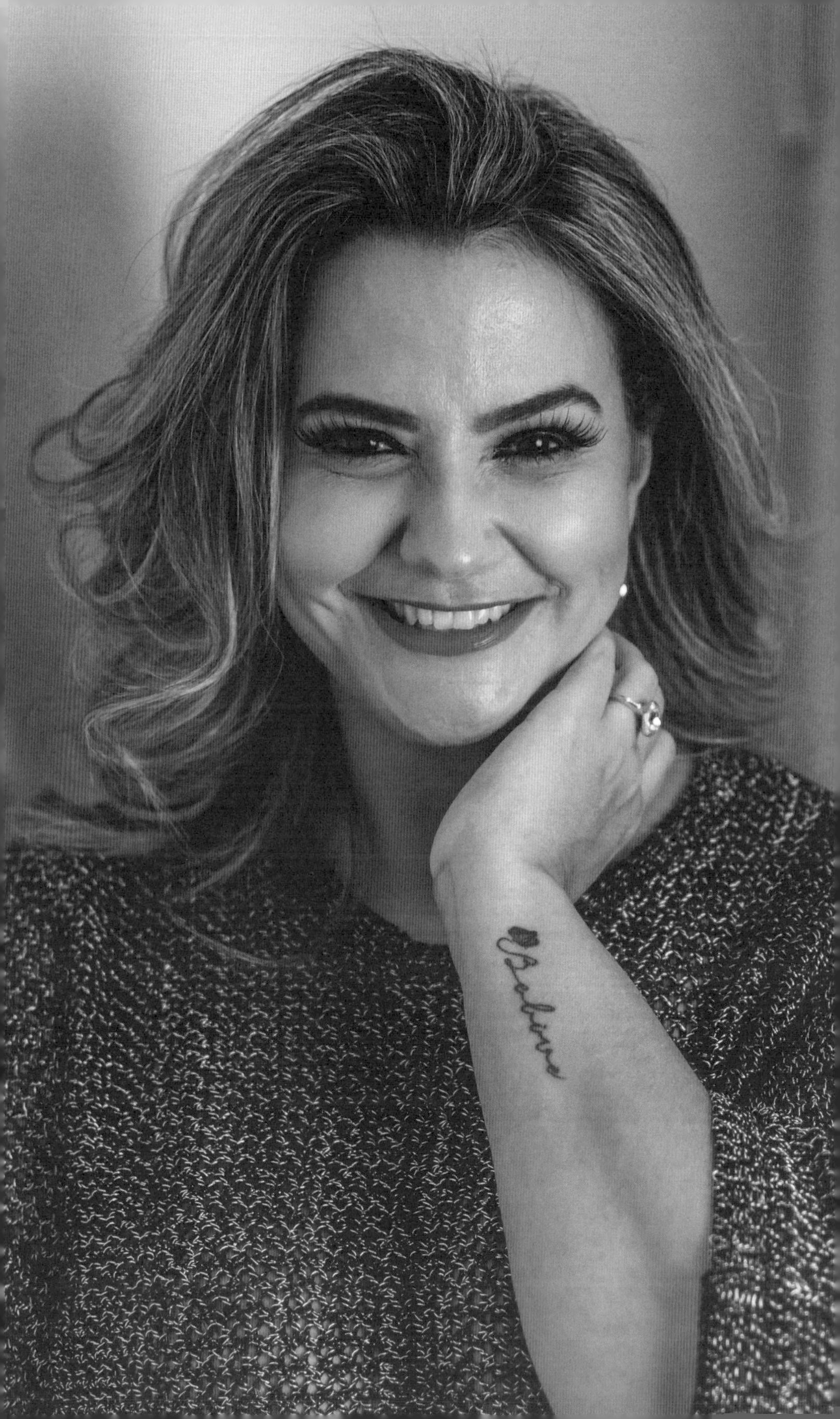

Ana Luiza Soares

Sou Ana Luiza Soares, a mãe do Rafael e do Guilherme. A HelperKids nasceu da minha missão de garantir que cada bebê tenha a chance de alcançar seu potencial máximo. Minha jornada tem sido uma honra indescritível: com mais de 24 anos de experiência, já tive o privilégio de cuidar de mais de 15 mil bebês.

Mais do que empreender, eu acredito no poder da transformação. Em minha trajetória busco oferecer às famílias não apenas um serviço, mas uma experiência transformadora.

Enfrentei desafios, caminhei sozinha, mas Deus guia minhas mãos para transformar vidas. Sou mentora, palestrante e influenciadora — levo conhecimento, impacto e conexões porque mulheres precisam de apoio, de uma rede forte, de uma escuta ativa.

helperkids

+55 (11) 98969-8423

www.helperkids.com.br

Helperkids by Tia Ana

helperkids

Maternar

Gerar, gestar, parir e cuidar

Gestos que falam: o mundo pelo olhar infantil

5

Por Ana Luiza Soares

A chegada de um bebê traz consigo uma jornada repleta de descobertas, tanto para a criança quanto para os pais. Nos primeiros meses de vida, cada pequeno gesto, olhar e movimento expressa muito mais do que parece. O corpo do bebê fala antes mesmo de as palavras surgirem, e entender essa linguagem corporal é essencial para garantir um desenvolvimento saudável e equilibrado. A forma como ele movimenta os braços, sustenta a cabeça, chuta o ar e até mesmo como responde ao toque e aos estímulos sonoros revela pistas importantes sobre seu crescimento e bem-estar.

Compreender os movimentos do bebê não é apenas uma questão de curiosidade ou encantamento. É uma ferramenta valiosa para os pais e cuidadores identificarem se o desenvolvimento motor está ocorrendo conforme esperado. Cada fase da infância possui marcos motores específicos que indicam se o bebê está adquirindo habilidades fundamentais para seu futuro. Ignorar esses sinais pode levar a atrasos no desenvolvimento e impactar a independência e a coordenação da criança.

Infelizmente, um dos equívocos mais comuns entre os pais é acreditar que qualquer atraso pode ser tratado com paciência e que, mais cedo ou mais tarde, a criança irá desenvolver essas habilidades no seu próprio tempo. A velha afirmação de que “cada bebê tem seu tempo” pode gerar uma falsa sensação de segurança, fazendo com que sinais de alerta sejam ignorados ou minimizados.

Desde a forma como o bebê sustenta a cabeça, como se apoia ao tentar rolar, como movimenta os bracinhos de maneira simétrica ou assimétrica, tudo pode indicar a necessidade de um olhar mais criterioso.

Essa análise cuidadosa do desenvolvimento motor não deve ser feita apenas pelos pais, mas sim por um fisioterapeuta de bebês. Acompanhamentos regulares e avaliações criteriosas garantem que cada bebê receba os estímulos adequados para seu crescimento e aprendizado, prevenindo impactos negativos que podem comprometer sua independência e mobilidade ao longo da vida.

Afinal, o corpo do bebê fala, e cabe a nós aprendermos a ouvir e interpretar cada mensagem que ele transmite e guiá-lo para a próxima fase.

A maternidade é um território de amor imenso, mas também de inseguranças e medos. O desejo de fazer tudo da maneira correta, de proteger e garantir que seu filho tenha o melhor, traz consigo uma carga de responsabilidade gigantesca. O medo do desconhecido, a pressão social e os conselhos desencontrados muitas vezes geram uma sensação constante de dúvida. Será que estou fazendo certo? Será que estou observando tudo o que deveria? Como saber se o meu bebê está se desenvolvendo bem?

Outro fator que agrava essa situação é a crença de que a mãe deve saber tudo instintivamente. Espera-se que ela seja capaz de interpretar sem erros cada movimento e necessidade do bebê, o que é uma expectativa injusta. A verdade é que a maternidade é um aprendizado diário, e ninguém nasce sabendo tudo.

O desenvolvimento infantil segue padrões estabelecidos e, embora variações possam ocorrer, há limites para essas diferenças. Quando um profissional minimiza os sinais de alerta e desencoraja a busca por acompanhamento, ele pode estar contribuindo para que um problema motor ou neurológico não seja identificado precocemente. E para a mãe, isso gera ainda mais angústia: ela percebe que algo não está certo, mas teme ser julgada como exagerada ou ansiosa.

Desde os primeiros dias de vida, a posição de bruços desempenha um papel fundamental no fortalecimento da musculatura do pescoço, ombros e braços, preparando o bebê para futuros marcos motores, como rolar, sentar e engatinhar. Esse estímulo deve ser feito de forma supervisionada, em momentos em que o bebê esteja acordado e sob a atenção dos pais. Uma mãe bem orientada compreende a segurança dessa prática e, ao integrar esses momentos à rotina, percebe como isso fortalece a confiança tanto dela quanto do bebê. E esse ambiente seguro e correto é o chão (em cima de um tapetinho), para brincar e se movimentar livremente, permitindo que ele explore seu próprio corpo, fortaleça a musculatura, desenvolva a independência e as habilidades motoras importantes.

No primeiro mês, o bebê ainda está se ajustando ao mundo fora do útero. Ele reconhece a voz da mãe e responde melhor a sons suaves e tons familiares. Os estímulos auditivos, como músicas tranquilas, balanço no colo e conversas, são essenciais para reforçar a conexão com os pais. A visão ainda é limitada, enxergando apenas contrastes e rostos próximos. Os movimentos são mais reflexos, mas apresentam uma movimentação como uma dança de todo o corpo. É importante observar se existe alguma dificuldade na amamentação, pois o bebê pode ter restrições de movimento no pescoço e precisar de um fisioterapeuta para tratar e acompanhar. Não acredite que seu leite é insuficiente ou que o bebê não gosta dele; investigue!

No segundo mês, o bebê começa a acompanhar, com os olhos, objetos em movimento e a sorrir socialmente, dando os primeiros sinais de interação intencional. É o momento de estimular sua visão com brinquedos de alto contraste e movimentos suaves, além de aumentar o tempo de interação. Caso o bebê não fixe o olhar, não eleve brevemente a cabeça quando está de barriga para baixo, não sorria em resposta ou não reaja a sons, é importante estar atento. Se nessa fase você observa que o bebê tem preferência por um dos lados, não espere: isso pode gerar vários prejuízos, dentre eles movimentação assimétrica, cabeça "torta", atrasos no desenvolvimento motor.

A partir do terceiro mês, o bebê já demonstra mais interesse pelo ambiente, explora as mãos e leva objetos à boca. É importante oferecer diferentes texturas para que ele possa sentir e experimentar. Ele também já apresenta um bom controle dos movimentos da cabeça.

No quarto e quinto mês, o bebê começa a rolar, a descobrir os próprios pés e a interagir mais com o ambiente. Os pais devem incentivar cada vez mais as brincadeiras, permitindo que o bebê explore livremente. Se ele não reage a estímulos auditivos depressa, não tenta se mover de maneira ativa ou não interage socialmente, isso é um alerta. Nessa fase, o bebê fica bem confortável de barriga para baixo, brincando e explorando todo o ambiente.

Entre o sexto e o sétimo mês, a exploração do mundo se intensifica. O bebê já consegue segurar objetos com firmeza, sentar-se com apoio e/ou também sem apoio, e explora tudo ao redor. Incentive e ofereça diferentes materiais para que o bebê manuseie e passe de uma mão a outra. Se o bebê não demonstra interesse por brinquedos, não tenta se sentar ou não produz sons variados, é importante observar. Nessa fase, quando de bruços, o bebê é capaz de erguer o tronco do chão e pivotear (rodar como um relógio), ganhando cada vez mais habilidades motoras e se preparando para as próximas fases. Se o bebê não realiza esses movimentos, não adianta tentar passar para as próximas fases; precisamos nos lembrar dos sinais e dos gestos, buscar melhorar o repertório motor e resolver dificuldades o quanto antes para que os prejuízos não sejam maiores.

Dos oito aos nove meses, a curiosidade leva o bebê a engatinhar e buscar interações. Jogos de esconde-esconde e objetos escondidos estimulam a percepção espacial e a noção de permanência dos objetos.

Entre o décimo e o 12º mês, o bebê já se desloca com mais independência, apoia-se para ficar em pé e pode dar os primeiros passos. A linguagem avança com a imitação de palavras, gestos e apontar. Os pais devem falar com clareza e nomear objetos do dia a dia. Caso o bebê não tente se locomover, não responda ao próprio nome ou não demonstre interesse na interação, a avaliação com um especialista é necessária.

A linguagem dos movimentos está nos detalhes. Cada movimento realizado pelo bebê traz informações que refinam suas habilidades e ampliam suas conexões cerebrais. Um movimento bem executado, detalhado e consciente permite que o bebê evolua na sua própria organização motora, desafie seu corpo e ganhe cada vez mais experiência. Isso acontece porque, ao experimentar e repetir os movimentos, ele vai aperfeiçoando suas percepções, desenvolvendo seu raciocínio, melhorando sua coordenação motora fina e grossa, aperfeiçoando seus cálculos espaciais e tornando seus gestos cada vez mais precisos e eficientes.

Quanto mais oportunidades de exploração e movimento são oferecidas, melhor será seu potencial máximo. Enquanto os marcos motores mais evidentes, como sentar e engatinhar, são facilmente observados por todos, é nas pequenas diferenças, como o uso assimétrico dos lados do corpo ou a dificuldade para realizar tarefas mais elaboradas, que se encontram pistas importantes sobre o desenvolvimento motor. A maneira como o bebê se movimenta para brincar, como interage com o ambiente e como esse ambiente é mostrado a ele impactam diretamente. Essas interações comunicam algo ao bebê, seja de forma positiva ou negativa.

O medo excessivo dos pais em permitir que o bebê caia mesmo em um ambiente seguro pode trazer prejuízos motores e emocionais. Muitos utilizam diversos acessórios para evitar impactos, o que impede a criança de desenvolver estratégias naturais de defesa e de se adaptar a situações desafiadoras. Cair faz parte do aprendizado, pois permite que o bebê desenvolva equilíbrio, reflexos de proteção e compreenda os limites do próprio corpo. Quando a superproteção impede essas experiências, o bebê pode crescer com menor confiança em si mesmo, tornando-se mais inseguro diante de desafios futuros. A construção da autoconfiança e da autonomia começa nos primeiros meses de vida, por meio do movimento livre e seguro, permitindo que a criança desenvolva suas habilidades de forma plena e sem limitações desnecessárias.

A chave para evitar desafios maiores no futuro está no primeiro ano de vida, quando as bases para todo o aprendizado são estabelecidas. Por isso, incentivar, permitir e acompanhar os movimentos do bebê de maneira segura e consciente é uma das melhores formas de garantir seu futuro. Tenha um fisioterapeuta para chamar de seu.

O futuro começa agora!

“O olhar diferenciado é a chave para desbloquear o potencial de cada bebê. Quanto melhor o movimento, melhor o desenvolvimento.”

Ana Luiza Soares

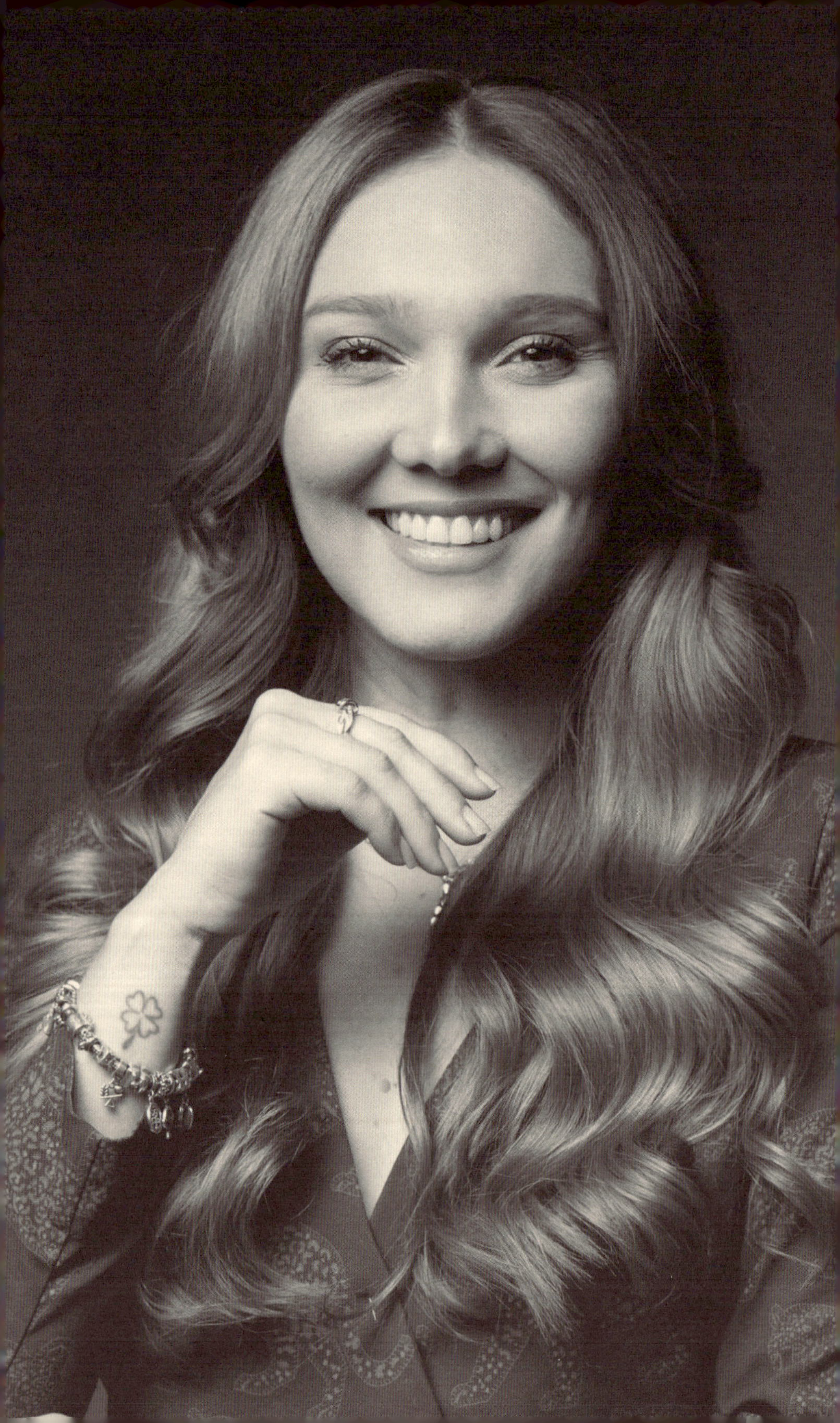

Bárbara Daou

Nutricionista, nascida em Manaus/AM, mãe da Isabela, do Gabriel e do Kalel, casada com Francisco. Amo minha família profundamente, assim como meus pacientes. Sou fundadora da Evolutrir, clínica especializada no tratamento das dificuldades alimentares na infância, onde lidero uma equipe especializada. Terapeuta Developmental, Individual difference, Relationship-based model (DIR/Floortime) (nível Advanced) e certificada Sequential Oral Sensory (SOS) Approach to Feeding. Sou pós-graduada em Nutrição Clínica, em Gastroenterologia e em Nutrição Funcional e Terapia Alimentar no Transtorno do Espectro Autista (TEA) e no Transtorno do Déficit de Atenção com Hiperatividade (TDAH). Com mais de 5 mil horas de atendimentos, sou apaixonada por acompanhar o desenvolvimento infantil e a transformação das famílias e das profissionais que mentoro por meio da Mentoria Semente, transformando a prática clínica e mostrando que toda criança pode comer bem.

nutrindomeufilho
+55 (92) 98217-0033
nutrindomeufilho

Maternar
Gerar, gestar, parir e cuidar

Comer: uma jornada de descoberta

6

Por Bárbara Daou

A alimentação, muitas vezes, é um grande desafio para as famílias. A expectativa de que a criança aceite os alimentos logo nas primeiras ofertas costuma ser acompanhada de frustração, angústia e cobranças. No entanto, comer não é instintivo como respirar ou chorar. Comer é uma habilidade aprendida, que precisa ser desenvolvida com tempo, paciência e, principalmente, respeito.

Na minha prática, recebo diariamente mães aflitas com o desenvolvimento alimentar dos filhos. Muitas relatam que seus bebês "não comem nada", e chegam até mim como "última esperança". Como nutricionista e mãe, sei o quanto essa dor é real. A ansiedade, a culpa e o medo se misturam em um cenário que, muitas vezes, poderia ser prevenido com informação de qualidade e apoio profissional desde os primeiros meses de vida.

A ideia de que o comer é natural e automático é uma das maiores barreiras enfrentadas pelas famílias. A cultura do "basta deixar com fome que ele come" desconsidera as etapas fundamentais do desenvolvimento infantil e minimiza o impacto de aspectos sensoriais, emocionais, orgânicos e relacionais na forma como a criança se relaciona com a comida.

Segundo Chatoor (2016), a alimentação é uma das primeiras interações sociais do bebê, e está profundamente ligada à forma como ele vivencia o mundo. Comer envolve regulação sensorial, emocional, motora, neurológica e comportamental. Stanley Greenspan e Serena Wieder (2020), idealizadores do modelo DIR/Floortime, também ressaltam que todo desenvolvimento passa pela relação afetiva e pela forma como a criança se conecta com o outro e com o ambiente ao redor.

Crianças cobradas a comer sem estarem prontas, que não tiveram vivências positivas com os alimentos ou que foram expostas de forma inadequada à introdução alimentar, podem desenvolver aversão, seletividade e dificuldades alimentares mais complexas. Ainda, a falta de ingestão adequada de alimentos variados pode resultar em fome oculta, carência de micronutrientes e comprometimento do crescimento e do neurodesenvolvimento (CARREIRO, 2022).

Desde a vida intrauterina, o bebê entra em contato com o mundo sensorial. O paladar é estimulado ainda no útero por meio do líquido amniótico que carrega os sabores da alimentação materna. Após o nascimento, o contato com o peito, o cheiro da pele da mãe e o aconchego do colo formam as primeiras experiências afetivas relacionadas ao alimento. Tudo isso constrói a base do vínculo com o comer.

A introdução alimentar é uma janela de oportunidades. Até o primeiro ano, o leite materno deve permanecer o principal alimento do bebê, garantindo sua segurança nutricional enquanto ele vivencia, com naturalidade, o processo de aprendizado alimentar. Começar esse processo no tempo certo, respeitando os sinais de prontidão como sustentação cervical, redução do reflexo de protrusão, interesse pelo alimento, capacidade de sentar-se com apoio e a idade de 6 meses é essencial para evitar frustrações e garantir que o bebê esteja, de fato, preparado (BRASIL, 2019).

Quando isso não é respeitado, expõe-se a criança a um ambiente de cobranças que pode gerar memórias negativas e romper com a naturalidade do processo. Morris e Junqueira (2019) destacam que a construção de uma relação positiva com o alimento passa pelo brincar, pela exploração e pela vivência sem pressão.

Para uma mãe de primeira viagem, alguns passos são fundamentais para garantir um início de introdução alimentar leve, respeitoso e eficaz.

Inicialmente, é importante entender que o bebê possui mecanismos naturais de proteção, como o reflexo de gag, um movimento de engasgo ou ânsia que é comum e esperado nas primeiras interações com sólidos. Esse reflexo protege as vias aéreas e não deve ser confundido com engasgos verdadeiros. Inclusive, o risco de engasgo é maior com líquidos, especialmente quando oferecidos de forma inadequada (como mamadeiras de fluxo rápido ou com o bebê deitado no carrinho ou bebê conforto), do que com alimentos sólidos macios oferecidos no formato e consistência corretos (SOCIEDADE BRASILEIRA DE PEDIATRIA, 2017).

Outro ponto essencial é evitar a liquidificação dos alimentos. Quando a comida é oferecida apenas na forma pastosa ou líquida, há prejuízo no desenvolvimento das habilidades orais motoras, como a mastigação, a lateralização da língua e a coordenação orofacial. O bebê precisa de desafios sensoriais e motores para aprender a mastigar e engolir com segurança. Texturas macias, mas com pedaços amassados ou em tiras, são ideais para estimular esse processo de forma natural e progressiva.

Existem diferentes abordagens de introdução alimentar, entre elas o método tradicional (com alimentos amassados oferecidos na colher), o *Baby-Led Weaning* (BLW), que permite que o bebê leve os alimentos à boca com as próprias mãos, e o método participativo, que busca integrar aspectos dos dois anteriores. Nenhum método é superior em essência: o mais importante é a segurança, o respeito ao tempo do bebê e o conforto da família. Cada bebê vai sinalizar o que funciona melhor para ele, e cada família pode, com apoio profissional, identificar a abordagem que mais se encaixa à sua rotina, crenças e necessidades.

1. Busque apoio profissional ao dar início à introdução alimentar do seu bebê: não digo isso apenas porque sou nutricionista, digo porque, até mesmo enquanto nutricionista, precisei estudar muito para realizar adequadamente a introdução alimentar dos meus filhos e também dos meus pequenos pacientes. Não há dois bebês iguais no mundo, não há duas famílias iguais no mundo; durante o processo, existirão desafios e particularidades que, caso não sejam contornados da maneira adequada, poderão trazer um mundo de dificuldades posteriores. O que posso afirmar? Não vale a pena seguir a introdução alimentar do seu bebê "por instinto". Estar segura do que fazer, como fazer e quando, vai garantir que cada etapa flua como deve e que seu bebê tenha um aprendizado alimentar efetivo, desenvolvendo boa relação com a comida e, por consequência, bons hábitos alimentares.

2. Observe os sinais de prontidão: o bebê precisa sustentar o tronco com apoio, mostrar interesse pelos alimentos e conseguir levar objetos à boca.

3. Crie um ambiente positivo: o bebê deve estar tranquilo, sem pressa, com apoio adequado. O ambiente deve ser calmo, sem distrações como telas.

4. Respeite o tempo da criança: não ofereça alimentos com cobrança ou insistência. O comer acontece no tempo dela. Mesmo pequenas interações contam como progresso.
5. Estimule a exploração sensorial: permita que o bebê toque, amasse e leve o alimento à boca com as mãos. Essa fase não se relaciona com a quantidade ingerida, mas com a experiência.
6. Ofereça variedade desde o início: frutas, legumes e alimentos com cores, texturas e sabores diferentes ajudam na aceitação futura.
7. Evite distrações e utensílios em excesso: é o momento da conexão, do vínculo e do aprendizado. Um prato simples, um alimento por vez, e a presença de quem cuida.
8. Confie na competência do seu bebê: ele sabe quanto precisa comer. O papel da mãe é oferecer bons alimentos, em um ambiente seguro e afetivo.

A alimentação é uma experiência multissensorial. O som do preparo da comida, o aroma que vem da cozinha, a aparência do prato, a textura, o gosto, o toque, tudo isso contribui para a forma como a criança percebe e aceita o alimento. Quando falamos de crianças seletivas ou com transtornos do neurodesenvolvimento, como o autismo, esse cuidado precisa ser ainda mais refinado. A abordagem responsiva é a que mais respeita essas necessidades.

Como terapeuta DIR/Floortime e certificada no método SOS Approach to Feeding, compreendo que cada criança tem seu tempo, ritmo e modo de se relacionar com o alimento. Por isso, defendo com veemência que a introdução alimentar deve ser orientada por um nutricionista capacitado, com olhar ampliado, que compreenda o comer como um processo que integra corpo, mente e afeto.

Na minha clínica, a Evolutrir, em Manaus/AM, já acompanhei centenas de famílias em suas jornadas alimentares. Em cada uma delas, percebo que, quando a família entende que comer é um aprendizado, o caminho se torna mais leve, mais humano e mais eficaz. Não se trata apenas de mastigar ou engolir (que também é aprendido). Trata-se de ensinar a confiar, a explorar, a se permitir.

A alimentação não é uma batalha a ser vencida, mas uma relação a ser cultivada. Comer é um aprendizado, e todo aprendizado demanda tempo, repetição, segurança e conexão. Que possamos, como profissionais, famílias e sociedade, olhar para esse processo com mais empatia e menos pressão. Porque aprender a comer é só o começo de uma jornada de autonomia, saúde e vinculação afetiva.

Bibliografia

BRASIL. Ministério da Saúde. *Guia alimentar para crianças brasileiras menores de 2 anos*. Brasília, DF: Ministério da Saúde, 2019.

BRASIL. Ministério da Saúde. Saúde da criança: aleitamento materno e alimentação complementar. *Cadernos de Atenção Básica*, n. 23. Brasília: Ministério da Saúde, 2015.

CARREIRO, D. *O paradoxo alimentar*. São Paulo: Denise Carreiro, 2022.

GREENSAPN, S; WEIDER, S. *Engaging autism*: using the floortime approach to help children relate, communicate, and think. New York: Hachette Go, 2020.

CHATOOR, I. *Quando seu filho não quer comer (ou come demais)*: o guia essencial para prevenir, identificar e tratar problemas alimentares em crianças pequenas. Barueri: Manole, 2016.

MORRIS, S. E.; JUNQUEIRA, P. *A criança que não quer comer*: compreenda as interconexões do seu universo para melhor ajudá-la. São Paulo: Idea Editora, 2019.

SOCIEDADE BRASILEIRA DE PEDIATRIA. Departamento Científico de Nutrologia. A alimentação complementar e o método BLW (Baby-Led Weaning). *Guia Prático de Atualização*, Brasília, n. 3, 2017. Disponível em: www.sbp.com.br/fileadmin/user_upload/19491c-GP_-_AlimCompl_-_Metodo_BLW.pdf. Acesso em: 09 abr. 2025.

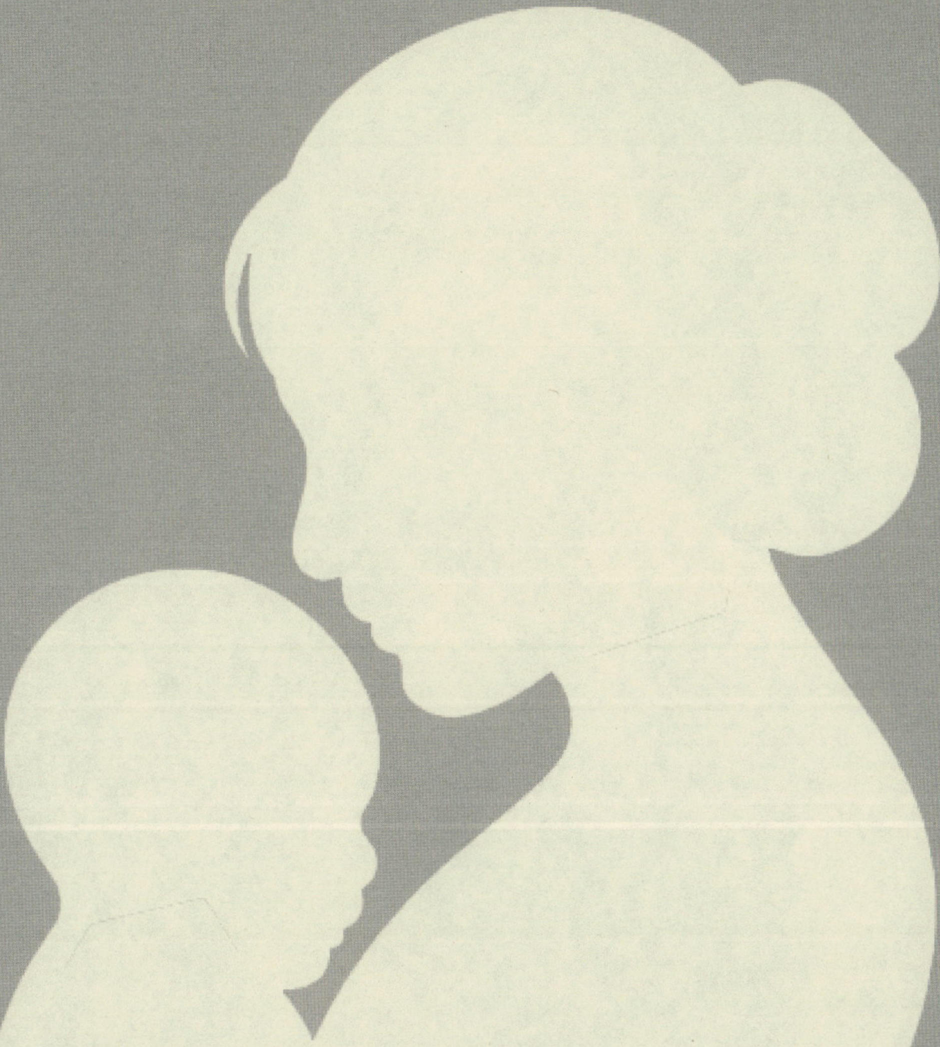

“Inspirada pelos meus filhos e movida por propósito, transformo a relação das crianças com a comida e das famílias com a esperança.”

Bárbara Daou

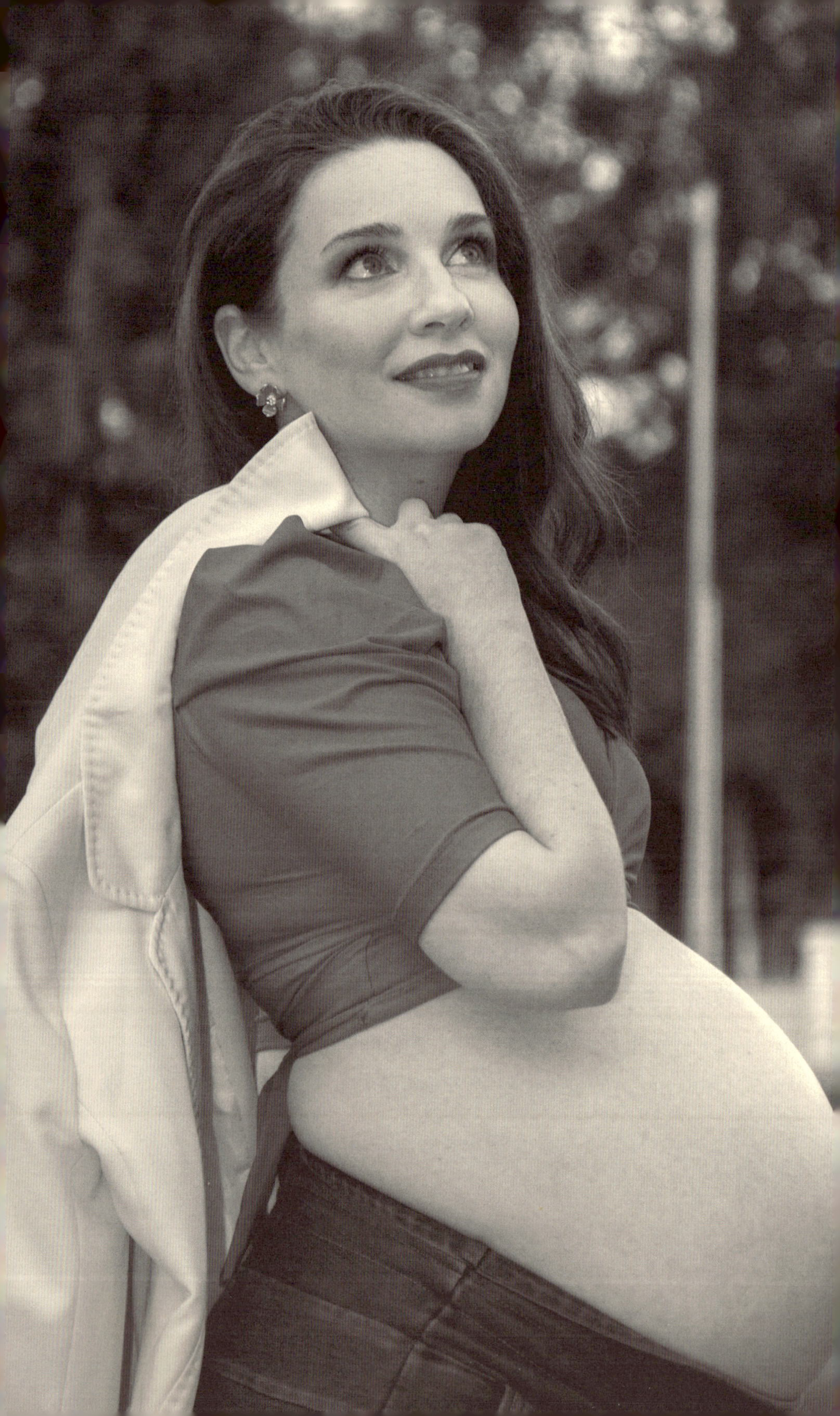

Bartira Costa Neves

Sou licenciada em Letras Português-Espanhol pela Unesp, pós-graduada em Psicopedagogia, Tradução Português-Espanhol, Gestão de Produção Editorial e formada em Psicanálise Clínica, com mestrado profissional iniciado nesta mesma área.

Atuo como profissional editorial há mais de dezoito anos, tendo trabalhado em várias editoras e empresas de Comunicação, e há quase um ano atendo como psicanalista. Atualmente, ocupo a posição de coordenadora editorial da Editora Chave Mestra, na qual tive a inspiração para idealizar este projeto, pois acredito que há muitos temas bastante relevantes a se discutir com relação ao maternar.

Ah, claro, minha função mais abençoada e importante: mãe do Benjamin, o bebê mais lindo, simpático e carinhoso, que trouxe mais preocupações, luz, amor e empatia para meus dias.

bartiracostaneves

Maternar

Gerar, gestar, parir e cuidar

Baby blues: o limbo puerperal

7

Por Bartira Costa Neves

A chegada de um bebê é, para muitas mulheres, o momento mais esperado e celebrado. Contudo, o período pós-parto, longe de ser um conto de fadas, é marcado por desafios emocionais e físicos, entre os quais destacam-se dois fenômenos que, embora frequentemente confundidos, têm naturezas e implicações distintas: o *baby blues* e a depressão pós-parto. O *baby blues* é geralmente uma fase transitória, muitas vezes ignorada ou minimizada, que envolve alterações emocionais que afetam muitas mães após o nascimento de seus filhos. Já a depressão pós-parto é mais grave, persistente e requer tratamento especializado.

Este capítulo discutirá o fenômeno *baby blues*, suas causas e seus efeitos para a saúde física, psíquica e hormonal da mãe, e abordará como o acompanhamento adequado ajuda nessa fase delicada e evita que evolua para a depressão pós-parto.

O que é o *baby blues*?

O *baby blues* é uma forma de tristeza leve e temporária que afeta de 50% a 80% das mulheres depois do parto (SANTOS *et al.*, 2023). Ao contrário da depressão pós-parto, é passageiro, normalmente se inicia entre o terceiro e o quinto dia após o nascimento do bebê e dura, em média, de uma a duas semanas (AMERICAN PSYCHIATRIC ASSOCIATION, 2022). Varia de mulher para mulher, mas seus sintomas mais comuns incluem tristeza inexplicável, irritabilidade, choro fácil, ansiedade, dificuldades para dormir e alterações de apetite (CAETANO; FÉLIX; FERNANDES, 2024).

Na maioria dos casos, a condição não interfere no cuidado do bebê e tende a desaparecer espontaneamente, sem intervenção médica específica ou intensiva. Apesar de ser uma fase transitória, o *baby blues* não deve ser desconsiderado ou minimizado pela sociedade, que nem sempre entende a complexidade do luto emocional que as mães vivenciam ao dar à luz — o que faz com que muitas mulheres se sintam sozinhas, desamparadas e numa espécie de limbo existencial. "É normal, vai passar" é uma frase recorrente, mas não oferece apoio para quem está enfrentando um período de fragilidade emocional e física. Por isso, é essencial que as puérperas e quem as cerca estejam cientes de que esses sentimentos são naturais e de que a rede de apoio — familiares, amigos e profissionais de saúde — desempenha um papel crucial no enfrentamento desse período, para que seja vivido de forma mais suave (GAVIN *et al.*, 2005; BARROS *et al.*, 2023).

Causas do *baby blues*

O corpo da mulher passa por transformações imensas e bruscas durante e após a gestação, que impactam de forma contundente seu estado emocional.

Alterações hormonais

Na gravidez, os níveis de hormônios como a progesterona e os estrogênios aumentam substancialmente. Após o parto, eles diminuem drasticamente, o que afeta o equilíbrio químico do cérebro e gera tristeza e ansiedade. Estudos mostram que a queda abrupta desses hormônios está associada à síndrome *baby blues* (BLOCH *et al.*, 2003). Além disso, a prolactina, hormônio responsável pela produção de leite, também sofre flutuações e contribui para o estado emocional alterado (FIGUEIREDO *et al.*, 2013).

Alterações físicas

O corpo da mãe passa por um processo de recuperação intenso após o parto. Cansaço extremo, desconfortos físicos da recuperação do parto (seja ele vaginal ou cirúrgico) e dificuldades com a amamentação agravam o estado emocional da mulher. Pesquisas indicam que a fragmentação ou até a privação de sono e a sobrecarga de tarefas relacionadas ao cuidado do bebê contribuem para o esgotamento físico e psíquico e o aumento dos sintomas do *baby blues* (BARROS *et al.*, 2023).

Alterações psicológicas e emocionais

A maternidade impõe muitas mudanças na vida da mulher. A responsabilidade de cuidar de um ser vulnerável, a ansiedade com relação à sua saúde e ao seu desenvolvimento, o medo de não estar acertando podem desencadear sentimentos de inadequação, insegurança e culpa. A falta de descanso e a sensação de perda de controle sobre a própria vida exacerbam esses sentimentos (O'HARA; MCCABE, 2013). Além disso, o isolamento social que muitas mães vivem após o parto tende a intensificar esses sentimentos, conforme estudos da Organização Mundial da Saúde (2022, *apud* SILVA *et al.*, 2024), que indicam que frequentemente mulheres enfrentam sentimentos de solidão e inadequação nos primeiros meses após o nascimento do filho.

O impacto psíquico do *baby blues*

As emoções pós-parto são conflituosas para muitas mulheres: de um lado, a alegria da maternidade; de outro, o peso de expectativas e da adaptação à nova rotina. Esse cenário cria uma montanha-russa emocional que, em muitos casos, leva ao *baby blues*.

Embora temporário, esse estado traz a sensação de desconforto psíquico e desamparo significativa. As mães sentem-se culpadas por não estarem totalmente felizes ou gratificadas com a chegada do bebê, o que é normal, mas, socialmente, muitas vezes mal interpretado. A pressão para serem perfeitas torna o pós-parto ainda mais desafiador, pois a mulher se vê dividida entre as exigências do novo papel e suas limitações emocionais.

Depressão pós-parto: quando o *baby blues* se torna grave

Em alguns casos, o *baby blues* evolui para uma condição mais grave: a depressão pós-parto, mais duradoura, que afeta cerca de 10% a 15% das mulheres (STEWART *et al.*, 2003) e exige tratamento médico especializado. Diferentemente daquele, esta não desaparece espontaneamente, e interfere na capacidade da mãe de cuidar de si mesma e do bebê.

Os sintomas da depressão pós-parto incluem, além de tristeza persistente e irritabilidade, falta de interesse por atividades diárias, sentimento de culpa excessivo, pensamentos suicidas e sensação de desconexão com o bebê (AMERICAN PSYCHIATRIC ASSOCIATION, 2022). Esse quadro tem implicações sérias para a saúde mental da mãe e para o desenvolvimento do vínculo materno-filial, crucial para o bem-estar da criança (STEWART; VIGOD, 2003).

Tratamento e prevenção

As chaves para tratar o *baby blues* e a depressão pós-parto são identificação precoce dos sintomas, acompanhamento especializado (médico e psicológico) e apoio adequado. Enquanto o *baby blues* tende a desaparecer com o tempo e o amparo emocional, a depressão pós-parto exige psicoterapia, medicamentos antidepressivos ou ambos (O'HARA; MCCABE, 2013). A terapia cognitivo-comportamental (TCC) é uma das abordagens mais eficazes para tratar a depressão pós-parto, pois ajuda a mãe a lidar com pensamentos negativos, ansiedade e sentimentos de inadequação. Grupos de apoio também são um espaço seguro para que as puérperas compartilhem suas experiências e encontrem conforto em saber que não estão sozinhas (CAETANO; FÉLIX; FERNANDES, 2024).

Além disso, a rede de apoio familiar e social é fundamental no enfrentamento do *baby blues*. Ter um parceiro compreensivo e presente, amigos e familiares que dividam as tarefas diárias e ofereçam suporte emocional ajuda a minimizar o estresse e a pressão psicológica (RAPOPORT; PICCININI, 2006). O simples ato de ouvir e validar as emoções da mãe já é um grande alívio.

Conclusão

Embora o *baby blues* seja uma experiência comum e transitória para muitas mulheres, é frequentemente negligenciado, o que as faz se sentirem sozinhas e incompreendidas. Por isso, é preciso que tanto a mãe quanto seus familiares e profissionais de saúde estejam atentos aos sinais de que a situação evoluiu para algo mais grave, como a depressão pós-parto. O reconhecimento da dor emocional da mãe e a validação do luto puerperais como condições legítimas, o acolhimento emocional adequado e o acesso ao tratamento necessário, enxergando o puerpério como um momento intenso em muitos sentidos e entendendo as alterações hormonais, físicas e psíquicas da puérpera, são cruciais para garantir que as mulheres atravessem o período pós-parto com mais segurança e confiança, preservando tanto sua saúde mental quanto seu vínculo com o filho.

Bibliografia

AMERICAN PSYCHIATRIC ASSOCIATION. *Diagnostic and Statistical Manual of Mental Disorders (DSM-5)*. 5. ed., Washington: American Psychiatric Association Publishing, 2022. Disponível em: https://encurtador.com.br/n4fJs. Acesso em: 10 mar. 2025.

BARROS, M. S. F. et al.. Baby blues and its implications for women's mental health: an integrative review. *Research, Society and Development*, [S. l.], v. 12, n. 6, p. e8012641977, 2023. Disponível em: https://rsdjournal.org/index.php/rsd/article/view/41977. Acesso em: 1 abr. 2025.

BLOCH, M.; DALY, R. C.; RUBINOW, D. R. Endocrine factors in the etiology of postpartum depression. *Comprehensive Psychiatry*, v. 44, n. 3, p. 234-46, maio-jun. 2003. Disponível em: https://shre.ink/MyZp. Acesso em: 10 mar. 2025.

CAETANO, M. E. da S.; FÉLIX, M. R. da S.; FERNANDES, L. G. Impacto do puerpério na saúde mental: a atuação da Psicologia nos desafios e estratégias de promoção de saúde no pós-parto. *Rev. FT,* v. 28, n. 139, out. 2024. Disponível em: https://encurtador.com.br/6Jnlp. Acesso em: 12 mar. 2025.

FIGUEIREDO, B. *et al.* Amamentação e depressão pós-parto: revisão do estado de arte. *Jornal de Pediatria*, Rio de Janeiro, v. 89, n. 4, p. 332-338, ago. 2013. Disponível em: https://encurtador.com.br/KtsgN. Acesso em: 13 mar. 2025.

GAVIN, N. I. *et al.* Perinatal depression: a systematic review of prevalence and incidence. *Obstetrics & Gynecology*, v. 106, n. 5, p. 1071-1083, nov. 2005. Disponível em: https://shre.ink/MyZI. Acesso em: 11 mar. 2025.

O'HARA, M. W.; MCCABE, C. Postpartum depression: current status and future directions. *Annual Review of Clinical Psychology*, v. 9, p. 379-407, 2013. Disponível em: https://encurtador.com.br/AWemS. Acesso em: 12 mar. 2025.

RAPOPORT, Andrea; PICCININI, Cesar Augusto. Apoio social e experiência da maternidade. *Rev. Bras. de Crescimento e Desenvolvimento Humano*, São Paulo, v. 16, n. 1, p. 85-96, abr. 2006. Disponível em: https://shre.ink/MyZ8. Acesso em: 12 mar. 2025.

SANTOS, M. C. *et al.* Fatores associados ao baby blues e depressão puerperal: uma revisão integrativa. *Saúde Mental: interfaces, desafios e cuidados em pesquisa,* v. 1, p. 44-64, 2023. Disponível em: https://shre.ink/MyZg. Acesso em: 11 mar. 2025.

SILVA, F. K. et al. *Depressão pós-parto*: um ensaio teórico sobre fatores associados, impactos e abordagens interventivas. 2024. Disponível em: https://shre.ink/MogD. Acesso em: 13 mar. 2025.

STEWART, D. E.; VIGOD, S. N. Postpartum depression: pathophysiology, treatment, and emerging therapeutics. *Annual Review of Medicine*, v. 70, p. 183-196, 2019. Disponível em: https://shre.ink/MyZb. Acesso em: 15 mar. 2025.

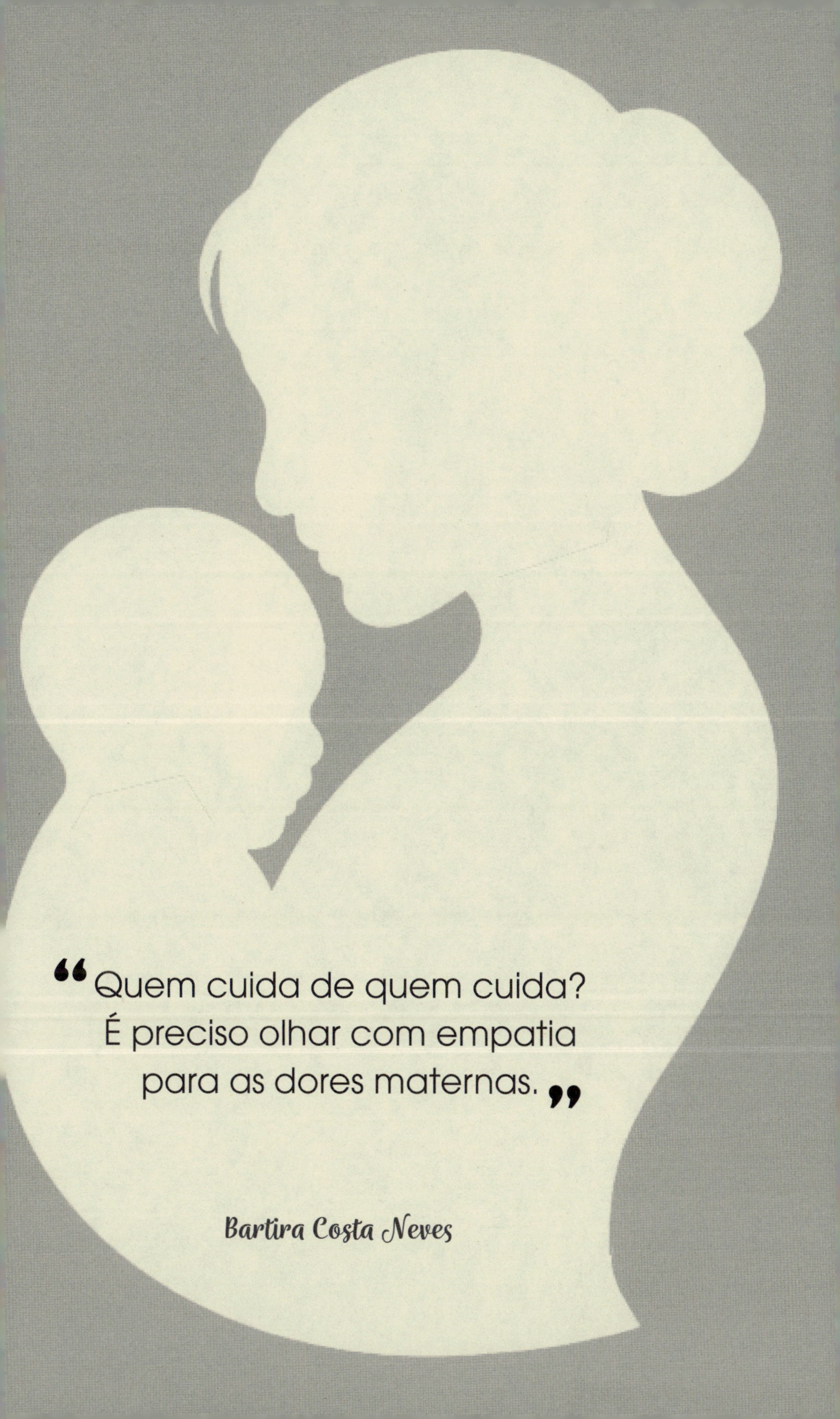

“Quem cuida de quem cuida?
É preciso olhar com empatia
para as dores maternas.”

Bartira Costa Neves

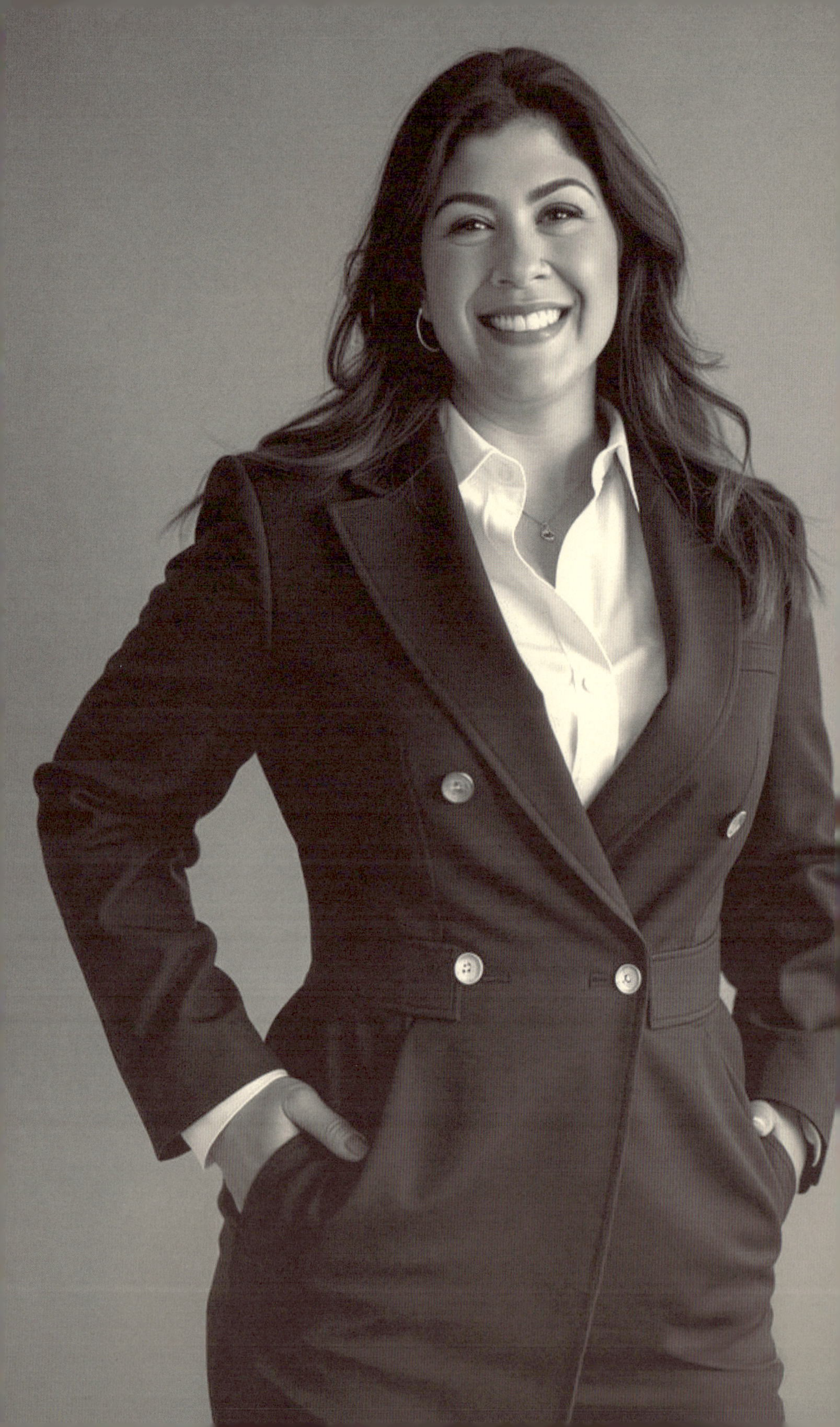

Elaine Martins

Olá! Sou Elaine Martins, natural do Rio de Janeiro/RJ e psicóloga clínica infanto-juvenil há quinze anos. Apaixonada pela minha escolha profissional, dedico minha carreira a orientar famílias e a percorrer, junto a crianças e adolescentes, o caminho rumo à autonomia e maturidade. Sou mãe do Davi Octávio e mãe afetiva do Rafael e do Daniel, que enriquecem minha história ao lado do meu grande amor, Luiz Octávio. Com eles, lanço-me como semente, na ousada colheita de uma vida cheia de realizações.

psielainemartins

+55 (21) 99697-0998

Neurodiversidade e mães extraordinárias 8

Por Elaine Martins

É com um acolhimento caloroso que dou a você as boas--vindas a este capítulo fascinante, repleto de descobertas e conexões profundas, que foi cuidadosamente elaborado e moldado com o intuito de abraçar a temática da neurodiversidade e seu impacto vital na vida de mães extraordinárias. Uma abordagem que celebra as diferenças nas maneiras de pensar e de sentir.

Aqui, somos todos parte de uma conversa acolhedora. Vamos juntos(as) desvendar preconceitos e desmistificar ideias que, na verdade, devem ser tratadas com carinho e empatia. As mães que atravessam todos esses desafios são mesmo extraordinárias! Elas carregam consigo histórias de superação, amor, aceitação e, não vamos esquecer, um pouco de medo e insegurança. É exatamente aqui que as conexões começam a pulsar com mais força, criadas através da solidariedade entre mães que compreendem a profundidade da jornada umas das outras.

Neste espaço, vamos abordar a importância da inclusão e habilidade de construir vínculos solidários. Que esta leitura inspire você a olhar o mundo e as relações de uma maneira nova, testemunhando a beleza e a complexidade da neurodiversidade. É um convite para refletir, para questionar e, quem sabe, até para descobrir novas formas de ver e viver a maternidade. Não hesite em se permitir sentir, aprender e reconhecer as conquistas que, por menores que sejam, são essenciais!

A neurodiversidade é um conceito que vem ganhando força nas últimas décadas e que, em essência, busca celebrar as variações naturais no funcionamento do cérebro humano. Pensar em neurodiversidade é afastar-se da visão tradicional que coloca a "normalidade" como padrão e, em vez disso, abraçar a ideia de que todas as formas de cognição e percepção têm seu valor e propósito.

O termo "neurodiversidade" surgiu no final da década de 1990, criado por Judy Singer, uma socióloga australiana. Em suas discussões, Singer procurou apresentar o autismo e outras condições não como patologias a serem curadas, mas como variações naturais no genoma humano, cada uma com suas próprias forças e fraquezas.

O trabalho de Singer ajudou a impulsionar o movimento da neurodiversidade, que se tornou uma força global na defesa dos direitos e da inclusão de pessoas neurodivergentes. O movimento tem influenciado políticas, práticas educacionais e atitudes sociais em relação às diferenças neurológicas.

Portanto, ao falarmos de neurodiversidade, não se trata apenas de listar condições, mas de fazer um convite para reavaliarmos o potencial de cada vida. Quando observamos a história, vemos que muitos grandes pensadores e inovadores, como Albert Einstein e Vincent van Gogh, apresentaram características que hoje podem ser associadas ao espectro autista. Contudo, seu impacto na sociedade é inegável. Essa reavaliação dos "diferentes" nos leva a refletir sobre os valores que sustentamos e como podemos promover um ambiente mais inclusivo e receptivo.

Assim, à medida que nos aprofundamos nesse tema, é crucial reconhecer que a neurodiversidade não é um campo de batalha, mas um convite à aceitação que pode transformar nossa maneira de interagir, de aprender e, principalmente, de nos compreendermos. Você já parou para pensar em como a diversidade de pensamentos, ideias e experiências pode nos enriquecer coletivamente? Essa é apenas uma das tantas reflexões que surgem ao explorarmos o vibrante universo da neurodiversidade.

Transformar o entendimento em ação é o próximo desafio, e esse é um caminho que começa em casa, em grupos de amigos, e se estende para os círculos maiores da sociedade. Isso leva à importância da educação e da conscientização. São elas que têm o poder de mudar narrativas, de transformar preconceitos em diálogos abertos. Pense no ato de educar como um mecanismo que armamos para derrubar essas barreiras. Você sabia que apenas uma conversa pode mudar a perspectiva de alguém? Pois é, abrir a mente de um próximo é dar a oportunidade de um novo olhar: mais compaixão, mais empatia, mais luz para todos!

E aqui entra a força das experiências de vida, especialmente das mães que convivem todos os dias com a realidade de cuidar, proteger e educar seus filhos neurodivergentes. Você já parou para ouvir uma dessas mães? Quão valioso é seu relato da luta diária? Ela, que arruma toda a estrutura emocional para criar um ambiente acolhedor enquanto lida com olhares inquisitivos e comentários maldosos da sociedade. É impressionante! São mães que encontraram formas extraordinárias de educar e confortar, mostrando desafios que, muitas vezes, parecem invisíveis.

Quando falamos sobre a realidade de mães que educam crianças neurodivergentes, adentramos um universo de sentimentos profundos e intensos. Quando um diagnóstico é recebido, muitas mães vivenciam uma avalanche de sentimentos, que vão desde a dúvida até a aceitação plena. Esse processo pode parecer um labirinto onde, a cada esquina, surge uma nova preocupação, um novo medo.

Esses sentimentos, complexos e multifacetados, lembram-nos de que educar uma criança neurodivergente é um ato de coragem e amor incondicional. As dificuldades e os desafios não diminuem a beleza da jornada; na verdade, adicionam profundidade a ela, revelando momentos de fé, resiliência e, quem diria, até humor. Ah, como é intrigante perceber que, mesmo nas situações mais difíceis, um comentário hilário de uma criança pode iluminar um dia que parecia sombrio.

A realidade é que, no meio da confusão e das emoções à flor da pele, as mães encontram, muitas vezes, uma maneira de ver a vida e, mesmo em meio a tantas incertezas, algo interessante acontece: a descoberta de uma nova forma de conexão com seus filhos, o entendimento de que seu filho é único e extraordinário, e que existem caminhos diferentes para o crescimento. Aqui, a conexão entre aprendizado e autovalorização brilha intensamente, como se o diagnóstico se transformasse em um texto em branco, aguardando novas histórias para serem escritas. Enquanto isso, é fundamental lembrar que o aprendizado é uma via de mão dupla.

Quando buscamos informação e compreensão para lidar com nossos filhos, vamos encontrando também um novo sentido para nossas vidas. Esse intercâmbio de saberes, as trocas simples entre mães, têm o potencial de expor a percepção de cada uma sobre amor, compreensão e inserção na sociedade. Essas conexões são importantes! Muitas vezes, as mães se sentem sozinhas, como se as dificuldades que enfrentam fossem somente delas. Mas quando você se junta a alguém que conhece a profundidade da dor, do orgulho e das conquistas do cotidiano, a perspectiva muda. Pode ser uma simples frase, uma palavra de encorajamento, que ressoa lá dentro e traz um conforto inesperado.

Formar grupos de apoio pode oferecer um porto seguro e a oportunidade de aprender novas estratégias. Uma mãe pode compartilhar como uma abordagem diferente ajudou na comunicação com o filho, enquanto outra pode oferecer *insights* sobre como lidar com certos comportamentos em público. Nesses momentos, o conhecimento coletivo pulsa e se transforma em força. Esses relacionamentos podem se transformar em laços que não apenas ajudam na jornada pessoal, mas criam uma comunidade mais informada e forte.

A construção de um mundo mais inclusivo é uma tarefa que envolve todos nós, independentemente de sermos mães, pais ou simplesmente cidadãos que desejam um ambiente mais acolhedor. É fundamental perceber que, ao celebrarmos a neurodiversidade, estamos não apenas reconhecendo as diferenças, mas também abrindo portas para uma rica troca de experiências e perspectivas.

Precisamos educar nossos filhos para que respeitem e aceitem a todos, independentemente de diferenças. Diálogo e compreensão são essenciais. Que tal iniciar uma conversa sobre ser diferente, celebrando, por exemplo, as histórias de figuras públicas neurodivergentes que conquistaram o mundo? Principalmente no mundo do esporte, temos: Michael Phelps, nadador olímpico mais condecorado da história, com um número recorde de medalhas. Desde pequeno, Phelps lidou com os desafios do Transtorno do Déficit de Atenção com Hiperatividade (TDAH), e chegou a falar abertamente sobre como o transtorno fez parte de sua trajetória até ele alcançar o sucesso. Temos, também, Simone Biles, considerada uma das maiores ginastas de todos os tempos. Biles conquistou múltiplas medalhas olímpicas e mundiais. Ela também já confirmou o diagnóstico de TDAH, e sua experiência traz à tona a importância de reconhecer e apoiar atletas que convivem com essa condição.

Assim, ao pensarmos na neurodiversidade, que possamos enxergá-la não como um obstáculo, mas como uma riqueza imensa. E, enquanto olhamos para o horizonte, que possamos encorajar cada mãe, cada pai e cada fonte de amor que compõe essa jornada. Que não faltem palavras de apoio e de admiração. O futuro é um campo vasto, e nele se encontram oportunidades abundantes. Persistir é a chave.

Com amor e gratidão,

Elaine Martins

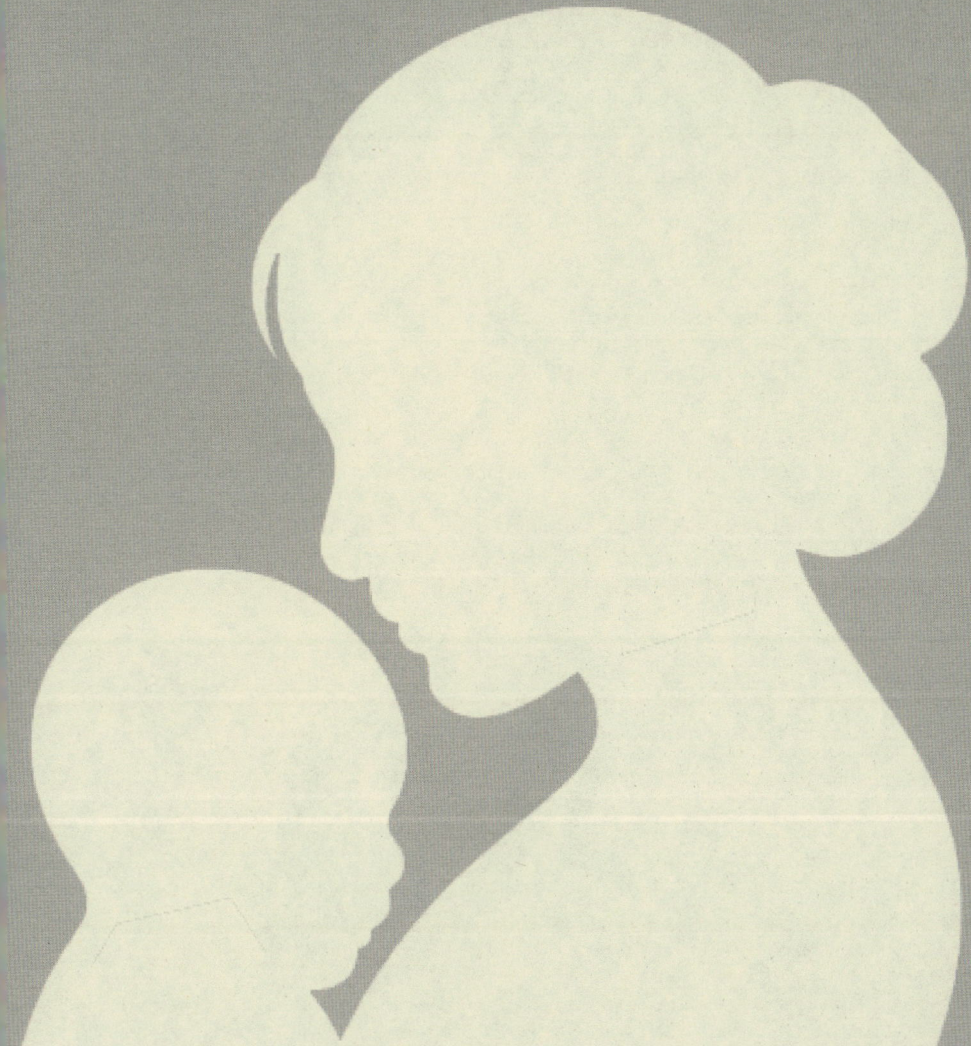

"Mães extraordinárias: seu amor é o farol que guia a neurodiversidade rumo a um futuro de oportunidades e inclusão. Brilhem!"

Elaine Martins

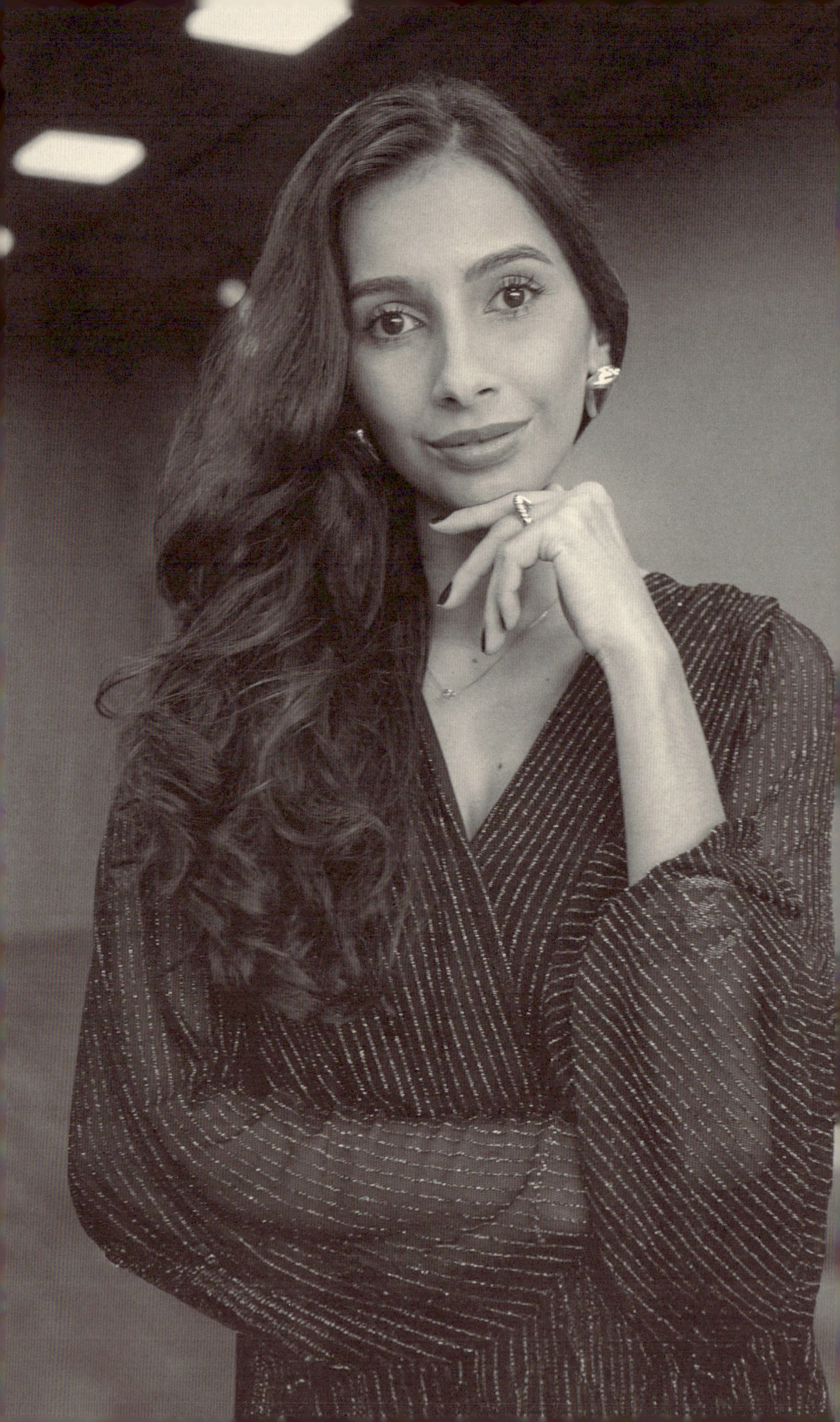

Fabiana Montanholi de Lira

Sou Fabiana Montanholi de Lira. Tenho uma jornada de dedicação que fez com que eu me tornasse um das mais renomadas nutricionistas materno-infantis do país. Coleciono prêmios e reconhecimentos que engrandecem minha jornada. Minha paixão pela nutrição como alicerce para uma vida plena me impulsiona a explorar as profundezas da suplementação, área que escolhi para me tornar especialista. Acredito no poder transformador da nutrição desde a concepção e me dedico a desvendar os segredos de uma gestação saudável, compreendendo-a como o primeiro capítulo de uma história de bem-estar que se estende por toda a vida.

Minha missão se desdobra em duas frentes: guiar famílias em sua jornada rumo a hábitos alimentares conscientes e nutrir profissionais de saúde com conhecimento e ferramentas para que se tornem agentes de transformação.

nutrifabimontanholi

fabiana_montanholi@hotmail.com

Maternar

Gerar, gestar, parir e cuidar

A nutrição na gestação como um presente para a vida toda

9

Por Fabiana Montanholi de Lira

Com muita alegria inicio este capítulo, a fim de conscientizar famílias sobre a importância da nutrição como um presente para a vida toda. Quero que você, leitor(a), inicie fazendo uma reflexão, usando a seguinte analogia: na construção de casas e prédios, um alicerce bem construído e reforçado é extremamente importante para que aconteça a construção de todo o restante. Quando pensamos na gestação, ela é o alicerce da vida, e precisa ser forte, bem nutrida e saudável, refletindo na vida do filho.

A gestação é a fase mais complexa da vida de uma mulher, e o útero é a casa mais importante em que moramos. É fato que toda mãe, pai e família buscam o melhor para o seu filho e que, se pudessem, o protegeriam de todo mal possível. Por isso, dedicar-se para fornecer uma nutrição de qualidade é algo valioso nessa fase. Os primeiros mil dias de vida são os mais importantes da existência, o período que compreende a gestação até os dois anos de vida do bebê. Hoje já se sabe que esse período compreende até mais dias, antes mesmo de a gestação acontecer. Neste capítulo, porém, trataremos exclusivamente da gestação.

Algo que me entristece e preocupa muito é ver que, muitas vezes, as famílias se preocupam mais com roupinhas, berços, ensaios de fotos, chá revelação, decoração de quarto etc. e se esquecem de focar o mais importante: a saúde e a nutrição. O melhor e maior investimento que uma família deveria fazer na gestação é na saúde e na busca de informações de qualidade. Uma família bem acompanhada, uma gestação bem nutrida e uma rede de apoio capacitada vão trazer inúmeros benefícios, sendo de maior valia usar os meses da gestação para buscar esses aspectos do que usar esse tempo focando apenas coisas mais supérfluas. Não digo que uma família gestante, preparando-se para a chegada de um bebê, não possa comprar roupinhas, escolher o berço e afins, digo que o que me entristece é ver famílias focando apenas isso.

Quando o assunto é nutrição na gestação, muitas vezes ouvimos pessoas falando que a alimentação da mãe nutre dois, quando, na verdade, ela está nutrindo três: ela (gestante), o feto e também a placenta. A placenta demanda muitos nutrientes; ela é um órgão vital temporário, aparecendo apenas durante a gestação e sendo essencial para que uma esta permaneça até o final. A placenta precisa ser saudável para garantir que nutrientes, oxigênio e sangue cheguem até o bebê.

Outro ponto importante e também preocupante na grande maioria das gestantes é que muitas fazem uso apenas de polivitamínicos já prontos para grávidas. Outras usam apenas ácido fólico, sulfato ferroso e cálcio como suplementos. Esse é um grande problema que me entristece, porque, como especialista em suplementação, sei da importância de inúmeros outros nutrientes para uma gestação adequada e o desenvolvimento saudável desse bebê. Sem contar que, além de tudo isso, muitas gestantes apresentam demandas maiores de nutrientes porque, além da demanda aumentada da própria gestação, o hábito alimentar da grande maioria é extremamente pobre, com uma alimentação vazia em nutrientes, rica em açúcar, conservantes e compostos que prejudicam a saúde intestinal. Assim, além de não consumirem a quantidade adequada dos nutrientes, elas ficam mal suplementadas e com uma saúde intestinal prejudicada, que influencia na absorção adequada dos poucos nutrientes que consomem.

Existe um fator a que todas as gestantes precisam se atentar: a realização da coleta de exames laboratoriais. É comum que seja feito algo muito padronizado em relação a essa coleta de exames, mas, pensando na nutrição e em todo o desenvolvimento do bebê e segurança da gestação, é necessário dosar diversos nutrientes, entre eles: vitamina D, vitamina B12, vitamina A, ferritina, magnésio, selênio, zinco, sódio, potássio e afins.

A gestação é uma fase de risco, delicada, e que exige muito cuidado por conta de sua complexidade: é uma nova vida que está sendo gerada dentro da gestante; há formação de órgãos vitais, como olhos, coração, rins e tantos outros.

Não é preciso ser profissional de saúde que atende gestantes para se dar conta de como isso é complexo, da quantidade de processos que o corpo da mulher vivencia para que tudo saia perfeito e para que a gestação dure nove meses, com todas as etapas cumpridas da forma esperada. Sem nutrição não há vida. Muitos danos causados pela falta de uma nutrição adequada durante a gestação podem ser irreversíveis.

Ao longo de quase uma década de atendimentos a gestantes, percebo que a grande maioria chega acreditando que, para uma nutrição adequada na gestação, é preciso comer por dois. E isso é um grande mito. Como eu disse anteriormente, é necessário nutrir mãe, bebê e placenta, mas não existe a necessidade de dobrar a quantidade de comida; até porque muitas gestantes não se alimentam de forma saudável e nutritiva, e apenas dobrar a quantidade que comem não irá fornecer os nutrientes necessários para uma gestação saudável. Assim, é de extrema importância que toda gestante melhore seus hábitos alimentares, busque consumir uma variedade de alimentos *in natura*, saudáveis e nutritivos. Outro ponto muito importante na gestação é fracionar as refeições em mais vezes e menores volumes.

É comum pacientes chegarem para a consulta com muito receio de ganhar muito peso na gestação, além dos desconfortos que a gravidez pode trazer. Com isso, muitas podem adotar uma conduta inadequada em relação à alimentação, que é a de comer poucas vezes ao dia. Para uma gestação, essa estratégia não é inteligente. Sempre explico durante os atendimentos que é preciso que chegue, diversas vezes ao dia, "combustível" para aquele bebê, pensando também na prevenção de diabetes gestacional, uma complicação comum em gestantes, porém nada normal e/ou saudável. Ficar longos períodos sem comer também acaba prejudicando muito e contribuindo para o aparecimento de diabetes gestacional. Gestantes na metade do segundo trimestre se tornam mais propensas a desenvolver diabetes por conta da própria fisiologia da gestação e aumento do lactogênio placentário; porém, não é só porque estão mais propensas que precisam e devem desenvolver, pelo contrário: minha busca é para que minhas pacientes driblem complicações como o diabetes gestacional e outras que colocam em risco sua vida e a do bebê.

Complicações na gestação, como o aparecimento de diabetes gestacional, pré-eclâmpsia e restrição de crescimento, me trazem uma grande preocupação — não apenas pela gestação, mas também porque, uma vez que essas condições aparecem, elas podem ter impacto por toda a vida. As duas primeiras condições impactam não apenas o bebê fruto dessa gestação, mas também a saúde da mãe, mesmo após o parto.

Então, se eu puder deixar um único ensinamento neste capítulo, é para que as gestantes olhem para sua alimentação como se cada alimento fosse um tijolo na construção de algo sólido e saudável; que olhem para suas escolhas alimentares, pensando não só em quantas calorias os alimentos possuem, mas nos nutrientes presentes ali; que entendam que é por meio da alimentação e da suplementação adequadas que impactamos positivamente o desenvolvimento do maior amor da vida delas: o filho. Entendendo que o que é feito na gestação não fica apenas na gestação e, se desejamos uma geração mais saudável, com mais qualidade de vida, precisamos considerar a gestação de uma forma totalmente diferente do que se considerou até hoje.

A realidade que temos hoje é muito triste. Quase metade das gestantes apresentam anemia, quase 90% das gestantes usam polivitamínicos prontos para grávidas, muitas não realizam nem metade dos exames que mencionei anteriormente para acompanhar sua nutrição, e um número menor ainda entende a importância do acompanhamento com nutricionista materno-infantil e todos os benefícios que isso irá trazer para a gestação e para o bebê que está sendo gerado. Como consequência, tem-se um número alto de perdas fetais; números assustadores relacionados a autismo; síndromes; doenças crônicas, que antes apareciam em pessoas mais idosas, surgindo cada vez mais cedo; crianças com dificuldade de aprendizagem; atrasos; problemas de crescimento; uso cada vez mais frequente de antibióticos por conta de uma imunidade prejudicada.

Acredito que já tenha ficado claro que nutrição na gestação vai muito além de calorias e ganho de peso. Às minhas pacientes gestantes, costumo dizer que, se elas tiverem uma alimentação saudável, uma suplementação de qualidade, o bebê crescendo e se desenvolvendo bem, o ganho de peso será o necessário. É evidente que um ganho de peso excessivo (25-30 quilos) na gestação informa alguma inadequação, seja hormonal ou algum erro nos pontos que citei. Além disso, é preciso entender de uma vez por todas que o ganho de peso do bebê, seu crescimento, a quantidade de líquido amniótico e saúde da placenta falam muito também sobre a saúde e nutrição da gestação.

É de extrema importância que toda essa "obrigação" que envolve a gestação não seja depositada apenas na gestante, mas distribuída entre toda a rede de apoio, principalmente companheiros e familiares. Alterações de humor, sensibilidades, sentimento de culpa atingem muito as gestantes e podem prejudicar todo o desenvolvimento do bebê. A mãe cuida do bebê se desenvolvendo, mas é preciso haver alguém cuidando da mãe, apoiando-a e incentivando-a nas suas escolhas.

> “Cada nutriente que você consome na gestação é uma palavra de amor dita ao seu bebê para escrever um lindo capítulo. Acredite no poder do seu corpo.”

Fabiana Montanholi de Lira

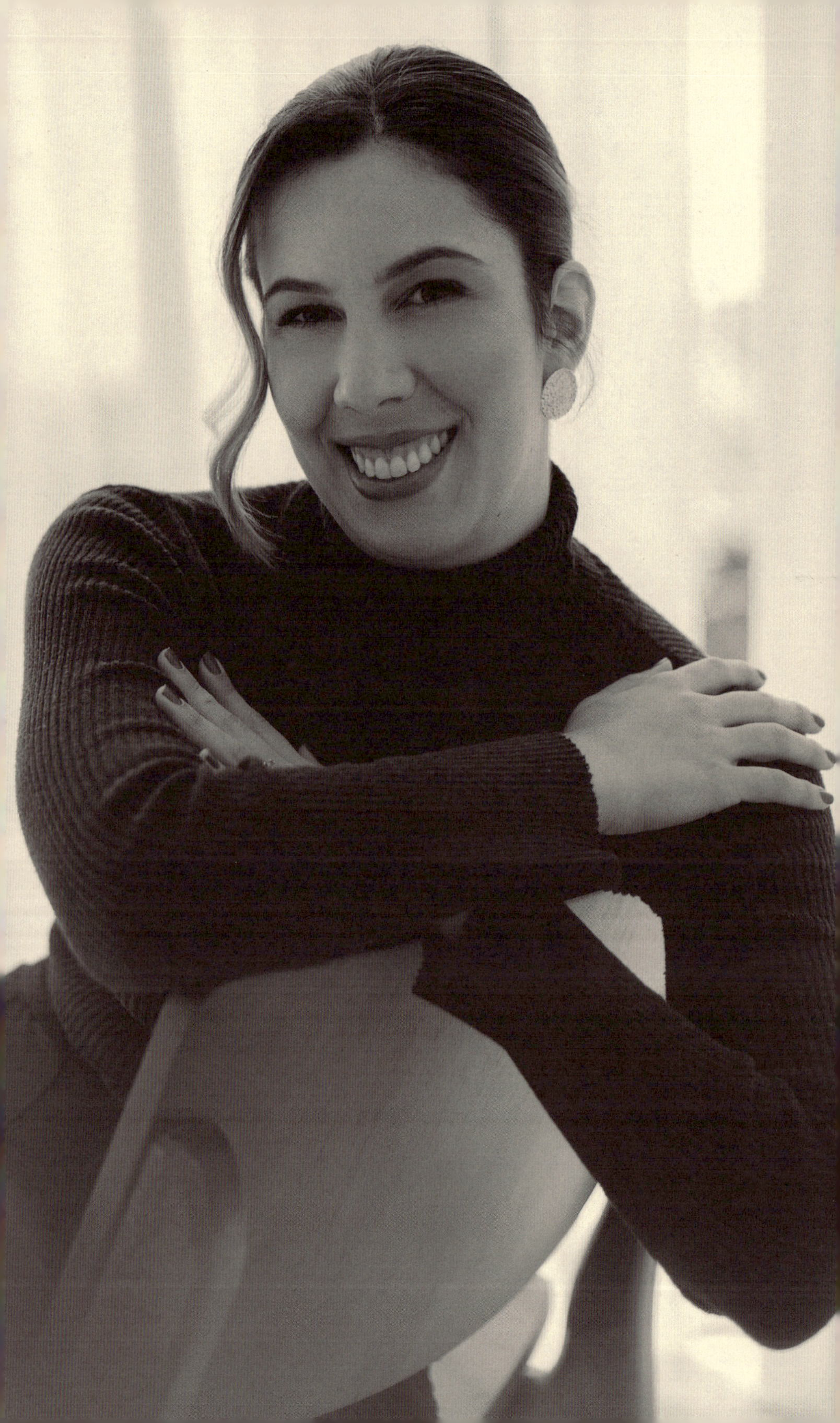

Gabriella Perezin

Meu nome é Gabriella Perezin, sou natural de Presidente Prudente/SP e atualmente resido em Bauru/SP com minha família — meu marido, Fernando, e meu filho, Ravi. Eles são minha inspiração e a razão de todos os meus projetos. Sou psicóloga com aprimoramento em Pediatria, mestre em Psicologia do Desenvolvimento e Aprendizagem, e pós-graduada em Applied Behavior Analysis (ABA) aplicada ao autismo. Além disso, fiz cursos voltados para a infância, incluindo uma formação no exterior. Atuo como psicóloga clínica e também como psicóloga escolar, sempre com o compromisso de promover o desenvolvimento saudável das crianças e fortalecer os vínculos familiares. Minha trajetória é marcada por dedicação, muito estudo e, acima de tudo, uma paixão profunda pela infância. Acredito que podemos formar pessoas melhores para o mundo quando proporcionamos um ambiente seguro, afetuoso e baseado no amor incondicional entre pais e filhos.

gabriellaperezin

+55 (14) 99808-6339

gabriellapperezin@gmail.com

Maternar

Gerar, gestar, parir e cuidar

Afetividade e desenvolvimento cognitivo do bebê

10

Por Gabriella Perezin

Ternura, paciência e generosidade são palavras femininas, presentes a todo momento na maternidade, no maternar. Vamos refletir sobre a complexidade desse ato, começando por um significado construído por mim: maternar vai além do biológico; é um verbo que expressa cuidado, acolhimento e presença emocional. Maternar é estar disponível, oferecer segurança, escuta e afeto, criando um vínculo baseado no respeito, no contato e na conexão.

Escolher a maternidade é uma grande responsabilidade. Mais do que uma simples decisão, é um caminho que percorre desde o acolhimento até a responsabilidade. E por quê? O verbo acolher é essencial, pois nele a mãe pode descansar no afeto recebido dessa função tão bela e desafiadora. No acolhimento, é possível expressar medos, angústias e tristezas. Até mesmo a culpa, que tantas vezes surge, pode ser acolhida e dissolvida. No outro extremo, temos a responsabilidade — um compromisso que devemos assumir quando falamos sobre maternar. Essa responsabilidade pode e deve ser compartilhada, mas é também a decisão consciente de ser mãe e lutar pela melhor educação para aquele ser que está pronto para receber amor e orientação, tornando-se uma pessoa virtuosa e capaz de transmitir os valores que recebeu.

Cuidar de um bebê pode ser considerado sob diversas perspectivas. Por meio do cuidado, formamos um indivíduo em todas as suas habilidades.

Neste capítulo, especificamente, vamos abordar formas de estimular o desenvolvimento cognitivo e emocional do seu bebê, ajudando-o a crescer com segurança e confiança.

Mas como podemos estimular o desenvolvimento cognitivo e emocional do bebê? Quando assumimos nosso papel no mundo e entendemos que estamos onde estamos para dar o nosso melhor, mergulhamos nesse universo e compreendemos as consequências dessa escolha tão desafiadora e, ao mesmo tempo, belíssima. Quando um bebê encontra, do outro lado, um maternar disponível — e que palavra bela é essa, disponibilidade —, ele encontra um porto seguro, essencial para que seu desenvolvimento ocorra de forma fluida e com qualidade. Então, com toda essa disponibilidade podemos encontrar os recursos necessários para o desenvolvimento cognitivo e emocional com qualidade.

Podemos e devemos estimular nossos bebês de diversas maneiras: cantando, oferecendo os famosos livrinhos em preto e branco, nomeando e descrevendo o mundo ao redor, contando histórias — uma prática riquíssima —, cuidando da sua alimentação e sono. Tudo isso contribui para o desenvolvimento cognitivo do bebê, preparando-o para as próximas etapas da vida, inclusive a escolar, na qual as palavras "aprender" e "inteligência" passam a ser tão presentes no dia a dia das famílias. No entanto, o cérebro trabalha em harmonia, e, para que uma habilidade se desenvolva plenamente, outras precisam estar ativas. Por exemplo, a cognição está totalmente ligada à linguagem, e na infância as habilidades não se desenvolvem de maneira isolada, mas em conjunto, em todos os ambientes.

E se eu disser a você que a habilidade fundamental para que todas as outras se desenvolvam é a socioemocional? Harry Harlow conduziu um famoso estudo na década de 1950. O experimento com macacos rhesus (na época eram permitidos estudos dessa categoria) mostrou que os filhotes preferiam o contato com uma "mãe" de pano macio, que lhes proporcionava conforto, em vez de uma mãe de arame que apenas fornecia alimento. Esse estudo evidenciou que o afeto e o vínculo são fundamentais para o desenvolvimento saudável. Já o neurocientista Jaak Panksepp trouxe contribuições para a neurociência afetiva, mostrando que uma criança privada de afeto apresenta níveis elevados de cortisol (hormônio do estresse). Assim, podemos inferir que, sem afeto, as demais habilidades infantis podem até se desenvolver, mas não com a mesma qualidade. Isso nos mostra que amor e conexão precisam estar presentes em momentos simples, como ao contar uma história para um bebê ou dar banho nele. Nessas situações, podemos nomear as partes do corpo, falar sobre a temperatura da água, descrever detalhes do banho. Mas, mais do que isso, podemos vivenciar genuinamente esse momento de cuidado e carinho, estimulando, assim, o desenvolvimento emocional e cognitivo do bebê.

Aproveite as situações do cotidiano para estimular seu bebê. Durante a brincadeira livre no tapete, olhe nos olhos dele e diga quanto você ama cuidar dele, quanto é importante tê-lo na família. Pegue um brinquedo e incentive-o a segui-lo com os olhos, desenvolvendo seu cognitivo com alegria e afeto para desenvolver seu emocional. Cante uma música, oferecendo não apenas estímulos para a fala, mas também a melodia do amor que irá favorecer seu desenvolvimento emocional. Proporcione experiências ao ar livre para que ele explore o mundo e, ao mesmo tempo, sinta sua presença genuína. Converse com ele sobre os mais diversos assuntos, despertando sua curiosidade e garantindo que, além de conhecimento, ele sinta acolhimento. O toque, a atenção e o carinho no cuidado influenciam diretamente a plasticidade cerebral, que é a grande responsável por novas conexões no cérebro e, consequentemente, maiores aprendizados, sendo possível ligar o aprendizado ao bem-estar emocional.

Se possível, ofereça atividades como natação e musicalização, mas sempre com a entrega verdadeira de estar ali com ele. São infinitas as possibilidades de encaixar momentos de desenvolvimento na rotina do bebê. Mas, mais importante do que qualquer estratégia é a entrega genuína de estar verdadeiramente presente.

Vamos pensar. Se para estimular a fala é preciso falar com o bebê, se para estimular a cognição é necessário oferecer recursos de exploração e se para estimular o andar é importante incentivar o engatinhar e os primeiros passos, o que precisamos para estimular o emocional? A resposta parece óbvia: amor. Mas eu acrescento algo essencial: **presença**. A disponibilidade para estar ali, por querer estar, por saber que esse é o caminho para educar. E para fazer tudo isso é necessário olhar para o nosso próprio emocional e reconhecer a nossa responsabilidade no maternar. A responsabilidade pode, sim, ser desafiadora, pois muitas vezes precisamos olhar mais para o outro do que para nós mesmas. Mas a satisfação de amar genuinamente e educar com valores enraizados no afeto supera qualquer desafio momentâneo.

Quando estamos verdadeiramente disponíveis para a maternidade, o bebê percebe que é visto, que tem um lugar no mundo, e isso o ajuda a desenvolver algo essencial para qualquer ser humano: a segurança. A segurança nos move, dá base para buscarmos caminhos de autonomia e responsabilidade. Mas como transmitir segurança se, muitas vezes, o maternar nos traz justamente o contrário — a insegurança e o medo? Esses sentimentos são naturais e, provavelmente, acompanharão a mãe por toda a vida. No entanto, não podemos nos paralisar diante da insegurança. Ela surge para nos lembrar da necessidade de continuar em movimento. E é nesse movimento que, pouco a pouco, a segurança passa à frente da insegurança.

O estudo faz parte do maternar e, com ele, o caminho se torna mais seguro. Ao consumir informações de qualidade, ganhamos força para seguir naquilo que escolhemos: a maternidade. E, no fim, compreendemos que é possível estimular o desenvolvimento cognitivo e emocional de forma integrada. Mais do que isso: percebemos que todas as habilidades se desenvolvem em conjunto e que, sem o emocional liderando essa pirâmide, as demais competências podem perder força ao longo do caminho.

Talvez você tenha chegado até aqui buscando dicas práticas sobre como estimular seu bebê. Algumas já foram citadas ao longo do capítulo, mas a dica mais preciosa é esta: **esteja presente**. Repeti muito a palavra presença neste capítulo, e não foi por acaso. Podemos enxergar a maternidade como um presente — tudo o que oferecemos ao outro com a intenção de deixar uma marca. Mas que tipo de marca queremos deixar nos nossos filhos? Queremos deixar a presença que nos permite, no dia a dia, descobrir as melhores formas de estimular e nutrir o desenvolvimento deles.

Você pode estar pensando que eu esqueci algo muito importante e que precisa ser falado: o cansaço materno. Como ele fica no meio de tudo isso? A teoria é linda, mas e a prática? O cansaço existe, sim. Mas ele também pode ser uma oportunidade. Primeiro, sempre busque auxílio, depois, explique ao seu bebê que as pessoas se cansam, mas que elas sempre sabem o motivo de suas escolhas. Nenhum cansaço é eterno. Relações harmoniosas promovem segurança, e essa é a base para o desenvolvimento. O crescimento emocional do bebê está diretamente ligado à relação com seus cuidadores — uma relação que deve buscar solidez, diálogo e tranquilidade.

Boa sorte nessa linda jornada da maternidade. Que privilégio é assumir essa responsabilidade belíssima de ser mãe. Conte comigo para dividir as angústias, compartilhar os ensinamentos e descobrirmos, juntas, estratégias para o melhor desenvolvimento dos pequenos.

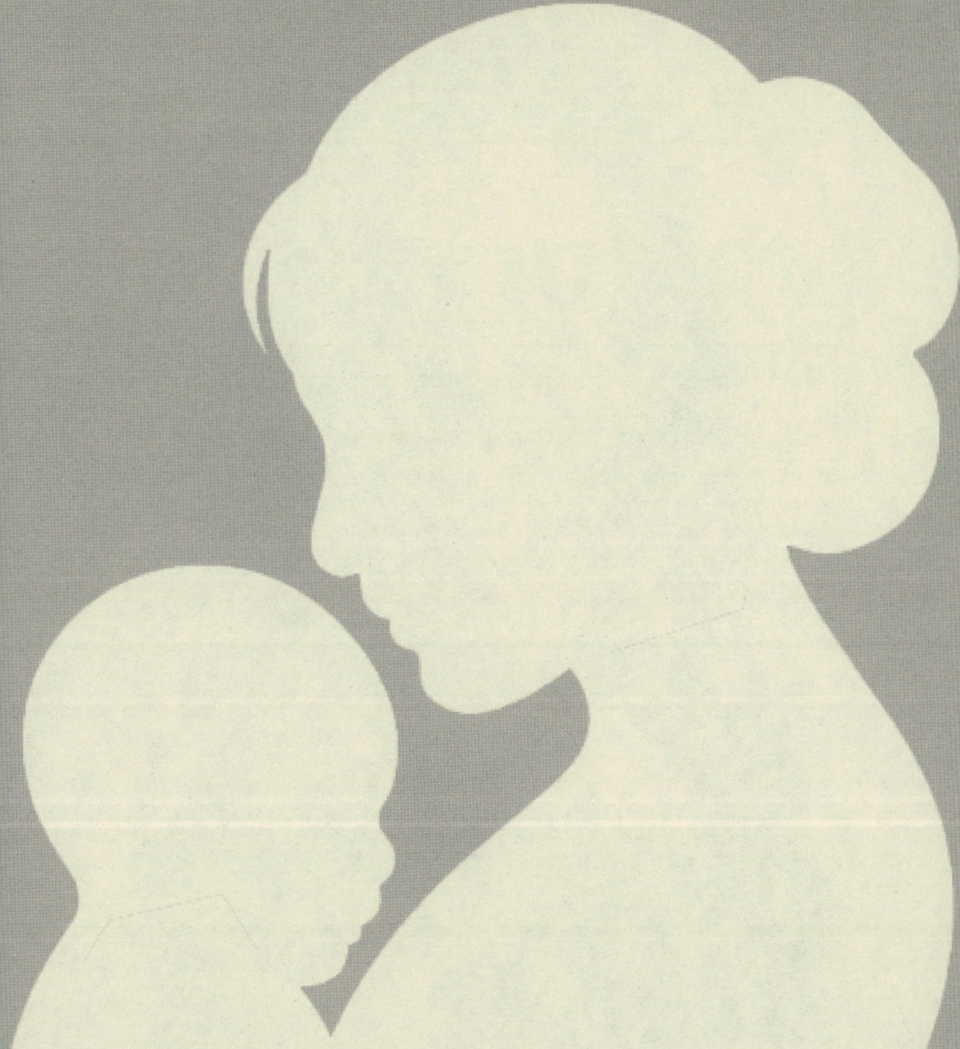

"O toque, a atenção e o carinho moldam o cérebro em desenvolvimento, criando conexões que unem aprendizado e bem-estar emocional."

Gabriella Perezin

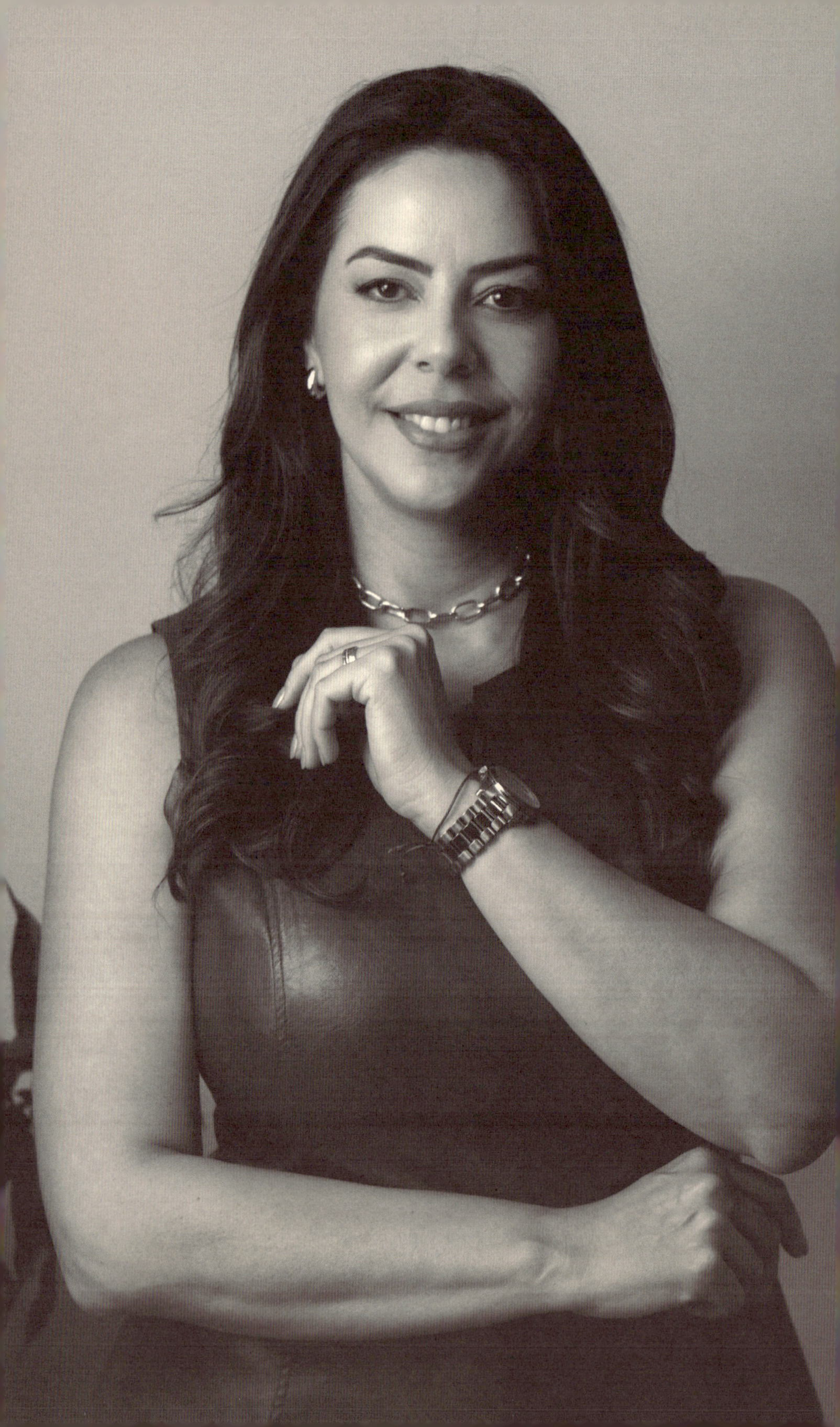

Graziele Lima

Sou Graziele Lima, nascida em São Roque/SP, casada há dez anos com Vinícius Lima. Temos dois filhos, Antônio e Marina.

Fisioterapeuta por amor e vocação, nos últimos nove anos de 21 tenho me dedicado a áreas como saúde da mulher, disfunções pélvicas, disfunção sexual, gestantes, cursos e palestras para famílias grávidas nas empresas, além de especializações e capacitações. Sou pós-graduada em Fisioterapia em Obstetrícia pela Universidade de São Paulo (USP).

Agradeço a Deus por ter vivido com meus avós, e a eles por fazerem parte da minha formação como mulher, profissional, esposa e mãe.

Minha missão é levar informação e atendimento de qualidade para o máximo de mulheres possível, principalmente ajudando-as a não deixarem a fila mental de tarefas atrapalhar o seu maternar.

grafisio
+55 (11) 99700-6339
grafisio2004@gmail.com

Maternar
Gerar, gestar, parir e cuidar

Pré-natal obstétrico na visão fisioterapêutica

11

Por Graziele Lima

Em primeiro lugar, quero deixar aqui uma mensagem de uma mãe de dois que ama profundamente o maternar, porém sente-se culpada e atrapalhada com as tarefas adicionadas automaticamente em nosso dia a dia. Nasce uma mãe, nasce uma fila interminável de tarefas em nossa mente.

Quando estiver com seu filho, curta cada momento, viva aquele instante, esteja inteira. Garanto que não pensar no que poderia estar fazendo deixará você mais inteira e leve.

Sempre haverá louça na pia, chão sujo, roupa para lavar, mercado para fazer, comida para colocar na mesa. Mas aquela boca babada, sorriso banguela, aconchego nas mamas e a palavra "mãe" a cada segundo irão diminuir na mesma proporção que seu filho crescerá, e aquele tempo que você poderia ter tido com ele, mesmo que pouco, não voltará.

Tenha rede de apoio, peça ajuda, faça exercícios, coma de forma saudável, tenha tempo para você, nem que isso custe dar um basta na fila de coisas para fazer. Para cuidar do próximo, precisamos do autocuidado.

Não ache que seu parceiro irá adivinhar o que você gostaria que ele fizesse, os homens não conseguem lidar com os acontecimentos como as mulheres; portanto, converse e fale tudo o que gostaria que ele fizesse para colaborar com a família. Não se trata de "ajudar", mas de fazer o papel de pai, ou seja, cuidar da família.

A culpa será algo que estará presente constantemente na sua mente. Tente não deixá-la tomar conta; ela existirá, mas quem decide o que fazer com ela é você. Faça terapia, foi isso que me tirou da leve depressão pós-parto que tive seis anos atrás. A vida do outro sempre lhe dará a impressão de ser mais linda, ainda mais agora com as redes socias enfiando a felicidade alheia “goela abaixo”, mas as coisas não são assim: basta observar o tanto de pessoas famosas com doenças psicológicas. Cuide você do seu jardim.

A vida irá mudar completamente. Creio que um dos motivos que me levou à depressão foi esse, além da fila de tarefas, de eu não ser mais eu, não fazer o que eu queria e quero quando bem entender. Não fazer o que quero quando quero ainda me incomoda, porém esse aspecto melhorou. Todos os dias luto contra ele, não deixo me dominar, afinal, eu amo maternar e sei que é uma tarefa árdua, porém linda e cheia de ensinamentos. Aprendo coisas novas todos os dias com meus filhos, e, a cada dia que passa, a Graziele de antes de gestar está mais presente, porém cheia de sabedoria, amadurecimento, paciência, delicadeza, cuidado, atenção e muita gratidão pela minha vida e da minha família.

Descrevi sobre o maternar na visão de mãe. Agora, irei descrevê-lo na visão fisioterapêutica de mulher, profissional e mãe, afinal, tenho oito anos de experiência na maternidade.

O pré-natal no Brasil é um conjunto de cuidados médicos e de saúde que a gestante deve receber durante a gravidez. O objetivo é monitorar a saúde da mãe e do bebê, prevenir complicações e promover um parto seguro. Aqui estão alguns pontos importantes sobre o pré-natal no Brasil.

1. Ele é fundamental para garantir a saúde da gestante e do feto. Ele ajuda a identificar e tratar problemas de saúde que podem afetar a gravidez.

2. O Ministério da Saúde recomenda que as gestantes iniciem o pré-natal assim que confirmarem a gravidez, preferencialmente até a 12ª semana. O ideal é realizar pelo menos seis consultas durante toda a gestação.

3. Durante o pré-natal, a gestante realiza uma série de exames, como hemograma, testes de sangue, ultrassonografias e outros para detectar doenças infecciosas. Esses exames ajudam a monitorar o desenvolvimento do bebê e a saúde da mãe.

4. O pré-natal deve ser realizado por profissionais de saúde, como obstetras, enfermeiros e médicos de família. O acompanhamento é essencial para orientar a gestante sobre alimentação, exercícios e cuidados durante a gravidez.

Infelizmente o Ministério da Saúde não recomenda a fisioterapia durante a gestação, ou seja, nem todas as grávidas ficam sabendo do papel da fisioterapia na gestação e muito menos imaginam quanto elas e bebês seriam beneficiados; afinal, se eles indicam a realização de exercícios, ninguém melhor que o fisioterapeuta, profissional totalmente qualificado, para a realização com segurança e *expertise*.

O pré-natal fisioterapêutico, como gosto de chamar, pode começar assim que a gestante apresenta qualquer alteração e/ou desconforto, seja dor em alguma parte do corpo, perda involuntária de urina, dor na relação sexual, ou ainda preparar o corpo para um parto normal, com exercícios específicos para o assoalho pélvico. Com isso, iremos preparar corpo e mente para um momento único e especial.

A gravidez e o parto são conhecidos como fatores de risco para o enfraquecimento e lesões no períneo e assoalho pélvico. Devido aos processos fisiológicos, como mudanças na posição anatômica da pelve por meio de influências hormonais, alterações biomecânicas e o crescimento uterino, tanto o tônus muscular quanto a força muscular do assoalho pélvico podem diminuir. Essa redução na força muscular pode facilitar o aparecimento de alterações musculoesqueléticas e, consequentemente, incontinência urinária, laceração do períneo no parto e dor na relação sexual.

A fisioterapia durante a gestação pode prevenir e minimizar as alterações na musculatura do assoalho pélvico e preparar o corpo da mulher para o parto, independentemente de ele ser normal ou por cesárea.

Os estudos mostram que o treinamento da musculatura do assoalho pélvico supervisionado e massagem perineal são eficazes para o preparo para o parto. O treinamento muscular vaginal com equipamento específico pré-parto mostrou ser eficaz na redução de laceração e episiotomia (corte) intraparto; porém, para determinar sua real eficácia, é necessário aumentar o número amostral.

O TMAP

O treinamento muscular do assoalho pélvico (TMAP) visa fortalecer a musculatura estriada que faz parte do músculo esfíncter urogenital estriado, responsável pela oclusão da luz da uretra após a contração correta do assoalho pélvico. Assim, o treinamento muscular do assoalho pélvico pode ser uma ferramenta auxiliar para aliviar as alterações músculo-esqueléticas observadas durante a gravidez e no período puerperal que estão associados à incontinência urinária; além de ser uma ferramenta prática e barata, pois as gestantes, após orientação, podem executar o exercício em casa todos os dias.

Massagem perineal

A massagem perineal é utilizada como técnica de preparação pré-parto, durante o último mês de gravidez. Essa técnica visa aumentar a flexibilidade dos músculos perineais e reduzir a resistência muscular, o que possibilitará o alongamento do períneo durante o expulsivo sem lesões e sem necessidade de episiotomia. É um procedimento simples, executado usando-se os dedos indicador e médio dentro na vagina e fazendo movimentos em "U", com pressão para baixo, estirando o períneo de um lado para outro. Trata-se de um recurso que a própria gestante ou o(a) parceiro(a) pode realizar, que não oferece nenhum risco à gestante ou ao bebê. É uma manobra que, realizada corretamente, trará ótimos resultados na região da fúrcula vaginal e deixará as relações sexuais menos doloridas, caso haja incômodo na região.

Portanto, meu objetivo é informar às gestantes sobre a importância de um pré-natal fisioterapêutico, não só visando o parto normal como, também, mostrando às mulheres que, se cuidarem do corpo durante a gestação, o pós-parto terá menos dores e incômodos. Com base nessas informações, preparei uma cartilha informativa explicando sobre os exercícios e o papel da fisioterapia obstétrica.

Caso consiga ir a pelo menos uma consulta com o fisioterapeuta pélvico/obstétrico, tenho certeza de que será de grande valia.

Aproveite cada segundo da sua gestação. Você sentirá saudade do bebê se mexendo na barriga.

Essa cartilha é um presente meu para todas as gestantes, afinal, nem todas conseguem acesso à fisioterapia obstétrica. Tenha uma ótima hora, acesse o *QR Code* e aproveite!

Bibliografia

DIEB, A. *et al.* Perineal massage and training reduce perineal trauma in pregnant women older than 35 years: a randomized controlled trial. *International Urogynecology Journal*, v. 31, p. 613-619, 2019. Disponível em: https://link.springer.com/article/10.1007/s00192-019-03937-6. Acesso em: 07 abr. 2025.

KAMISAN, A. *et al.* Does the Epi-no birth trainer prevent vaginal birth-related pelvic floor trauma? A multicentre prospective randomised controlled trial. *BJOG: An International Journal of Obstetrics & Gynaecology*, v. 123, n. 6, p. 995-1003, 2016. Disponível em: https://obgyn.onlinelibrary.wiley.com/doi/10.1111/1471-0528.13924 Acesso em: 7 abr. 2025.

LABRECQUE, M.; EASON, E.; MARCOUX, S. Randomized trial of perineal massage during pregnancy: perineal symptoms three months after delivery. *Am J Obstet Gynecol*, v. 182, n. 1, p. 76-80, 2000. Disponível em: https://doi.org/10.1016/S0002-9378(00)70493-5. Acesso em: 7 abr. 2025.

LABRECQUE, M. *et al.* Randomized controlled trial of prevention of perineal trauma by perineal massage during pregnancy. *Am J Obstet Gynecol*, v. 180, n. 3, p. 593-600, 1999. Disponível em: https://doi.org/10.1016/S0002-9378(99)70260-7. Acesso em: 7 abr. 2025.

LEON-LARIOS, F. *et al.* Influence of a pelvic floor training programme to prevent perineal trauma: A quasei-randomised controlled trial. *Midwifery*, v. 50, p. 72-77, 2017. Disponível em: https://doi.org/10.1016/j.midw.2017.03.015. Acesso em: 7 abr. 2025.

OLIVEIRA, C. *et al.* Effects of pelvic floor muscle training during pregnancy. *Clinics*, v. 62, n. 4, p. 439-446, 2007. Disponível em: http://dx.doi.org/10.1590/S1807-59322007000400011. Acesso em: 7 abr. 2025.

THOMPSON, J. A. *et al.* Differences in muscle activation patterns during pelvic floor muscle contraction and valsalva manouevre. *Neurourol Urodyn*, v. 25, n. 2, p. 148-55, 2006. Disponível em: https://doi.org/10.1002/nau.20203. Acesso em: 7 abr. 2025.

“Não deixe a fila mental de tarefas atrapalhar o seu maternar.”

Graziele Lima

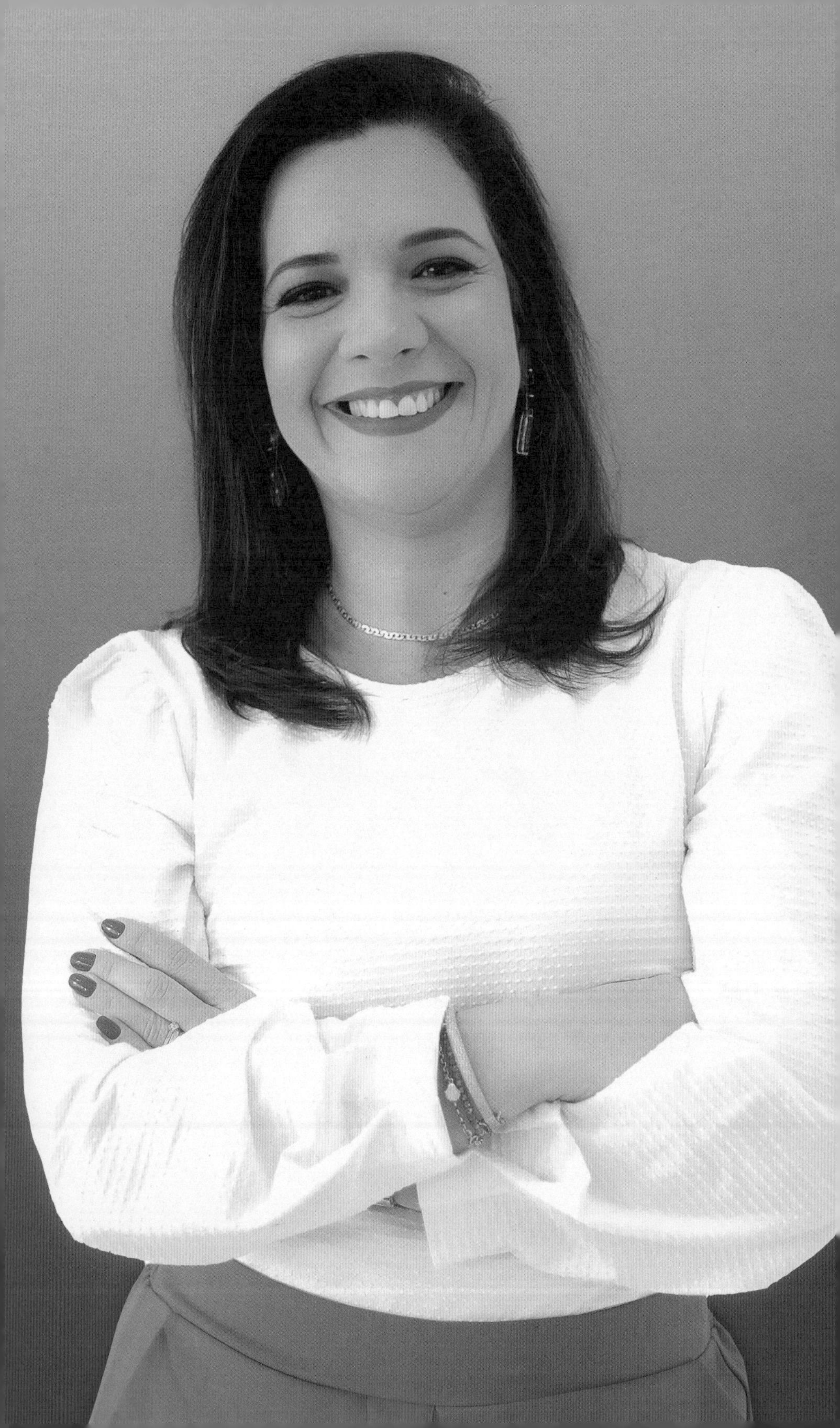

Jeana Pacheco

Sou a Jeana Pacheco, esposa do Rafael há 23 anos e mãe de quatro preciosidades: o Gustavo, a Bianca, a Giovanna e a Rafaela.

Tenho formação superior em Comunicação e sou terapeuta do sono do bebê, formada pelo Instituto do Sono.

Já vivi inúmeras privações de sono, sem entender profundamente o sono dos bebês, o que tornou minha jornada materna desafiadora e repleta de erros.

O caos se instalou com a chegada da minha terceira filha. Foi nesse momento que decidi mergulhar no universo do sono do bebê, apaixonando-me por cada descoberta.

Profissionalizei-me na área, e já ajudei milhares de mães em vários países do mundo com a minha consultoria, tornando sua maternidade mais leve e proveitosa.

Eu espero, de verdade, que este capítulo traga luz para sua maternidade!

Um grande beijo!

jeanapachecosonodobebe

+55 (19) 99174-8388

Maternar

Gerar, gestar, parir e cuidar

Impacto do sono na saúde e desenvolvimento do bebê

12

Por Jeana Pacheco

A importância do sono para o desenvolvimento do bebê

O sono como base para o crescimento

O sono é um dos principais momentos em que o bebê se desenvolve. Durante o sono profundo, há um aumento significativo na produção do hormônio do crescimento, essencial para o desenvolvimento físico do bebê. Bebês que dormem bem tendem a ganhar peso de forma mais saudável e atingir marcos do desenvolvimento dentro do esperado.

O impacto do sono no cérebro do bebê

Nos primeiros meses de vida, o cérebro do bebê está em intensa formação, criando conexões neurais que influenciam diretamente sua cognição e aprendizado. Durante o sono, o cérebro processa as informações adquiridas durante o dia. As memórias são consolidadas, ajudando na aprendizagem. Há um fortalecimento do sistema nervoso, favorecendo o desenvolvimento motor e cognitivo.

Pesquisas mostram que bebês que dormem bem apresentam melhor capacidade de atenção, aprendizado e controle emocional ao longo da infância.

Sono e sistema imunológico

O sistema imunológico do bebê ainda está em desenvolvimento, e o sono tem um papel fundamental na sua maturação. Enquanto o bebê dorme, o corpo produz proteínas chamadas citocinas, que ajudam a combater infecções e inflamações. Bebês privados de sono podem ser mais propensos a doenças e infecções frequentes.

Sono e bem-estar emocional

O bebê que dorme bem tende a ser mais calmo e regulado emocionalmente. O sono influencia diretamente a produção de hormônios como o cortisol (hormônio do estresse) e a melatonina (hormônio do sono). Quando o bebê não dorme o suficiente, pode apresentar mais irritabilidade, choro excessivo e dificuldades para interagir com os pais.

O impacto do sono do bebê na família

Não é só o bebê que sofre com noites mal dormidas, os pais também sentem os efeitos. A privação de sono pode gerar cansaço extremo, estresse e até afetar a relação entre os pais. Um bebê que dorme bem contribui para um ambiente familiar mais equilibrado e saudável.

Entendendo o sono do bebê

Primeiros meses

Nos primeiros meses, o sono do bebê é fragmentado e imaturo. Isso acontece porque o ciclo circadiano (relógio biológico) ainda não está totalmente desenvolvido. O bebê não diferencia dia e noite, e acorda com frequência para se alimentar.

Um recém-nascido dorme, em média, de quatorze a dezessete horas por dia. O ciclo de sono do bebê dura cerca de quarenta minutos, enquanto o do adulto dura de noventa a 120 minutos.

Nos primeiros meses, o sono é composto 70% de sono ativo (leve), essencial para o desenvolvimento do cérebro.

As fases do sono do bebê

O sono do bebê tem menos fases do que o sono do adulto, mas todas são essenciais para o seu crescimento:

- Sono ativo (REM): movimento dos olhos, respiração irregular, pequenos tremores. Fase importante para o desenvolvimento cerebral.
- Sono tranquilo (NREM): sono mais profundo, respiração mais regular, corpo relaxado. Fase essencial para o crescimento e fortalecimento do sistema imunológico.
- O bebê alterna rapidamente entre essas fases, por isso acorda com facilidade.

Por que o bebê acorda tanto à noite?

Alguns dos principais motivos são:

- fome: o estômago do bebê é pequeno e precisa de alimentação frequente;
- imaturidade neurológica: o bebê ainda não sabe dormir longos períodos;
- fatores ambientais: luz, barulho e desconforto podem interromper o sono.

Como ajudar o recém-nascido a dormir melhor?

Embora seja normal que o bebê acorde algumas vezes, algumas práticas podem ajudar a estabelecer um ritmo mais tranquilo.

- Exposição à luz natural durante o dia para ajudar a regular o relógio biológico.

- Diferenciar o dia da noite, evitando estímulos e mantendo o ambiente escuro e silencioso à noite.
- Criar uma rotina de sono simples, como banho morno, massagem ou cantiga.
- Garantir um ambiente confortável e seguro, com temperatura agradável e ruído branco ligado durante o sono.

<u>Quanto tempo leva para o bebê dormir a noite toda?</u>

Cada bebê tem seu ritmo, mas, entre três e seis meses, muitos começam a dormir por períodos mais longos à noite. No entanto, despertares esporádicos ainda são comuns até o primeiro ano.

Rotinas e rituais de sono saudáveis

<u>O que é uma rotina de sono e por que ela é importante?</u>

A rotina de sono nada mais é do que um conjunto de atividades previsíveis durante o dia que preparam o bebê para dormir. Ter uma rotina regular ajuda a:

- criar um ambiente seguro e tranquilo;
- reduzir os despertares noturnos;
- ensinar o bebê a associar determinados sinais ao momento de dormir, trazendo previsibilidade e deixando-o seguro.

Bebês que seguem uma rotina consistente tendem a ter menos resistência ao sono e a dormir por períodos mais longos. O segredo é repetir as mesmas atividades todos os dias, criando um padrão previsível.

<u>Como criar uma rotina/ritual de sono para o bebê?</u>

A rotina/ritual pode começar entre seis e oito semanas de vida, e deve ser adaptada conforme o bebê cresce. O ideal é que o ritual seja curto (30-40 minutos), calmo e previsível. Aqui está um exemplo de ritual.

1. Banho morno: relaxa o bebê e sinaliza que o dia está terminando.
2. Massagem suave: estimula o relaxamento e o vínculo entre pais e bebê.
3. Amamentação ou mamadeira: se for próximo do horário de dormir.
4. Troca de fralda e pijama: deixar o bebê confortável.
5. Leitura ou cantiga de ninar: estímulos leves e relaxantes.
6. Apagar as luzes e colocar no berço: criar o ambiente ideal para o sono.

Essa sequência pode ser ajustada conforme a família e as preferências do bebê.

Qual o melhor horário para colocar o bebê para dormir?

O horário ideal varia, mas a maioria dos bebês se beneficia de um horário aproximado entre 18 e 20 horas. O cansaço excessivo pode dificultar o adormecer, então é essencial observar sinais de sono, como:

- bocejos;
- esfregar os olhos;
- perda de interesse no ambiente;
- irritação sem motivo aparente.

Colocar o bebê para dormir no momento certo evita que ele fique superestimulado e tenha dificuldades para pegar no sono.

Como criar um ambiente propício para o sono?

O ambiente do sono tem um grande impacto na qualidade do descanso do bebê. Algumas dicas essenciais:

- Quarto escuro: luzes apagadas ou um ambiente escuro ajudam a estimular a produção de melatonina (hormônio do sono).
- Ruído branco: pode ajudar a bloquear sons externos e criar um ambiente mais relaxante.
- Temperatura agradável: entre 24°C e 25°C, evitando roupas muito quentes.
- Berço seguro: apenas com colchão firme e sem travesseiros ou bichos de pelúcia soltos.

Como manter a rotina de sono durante viagens ou mudanças?

Mudanças na rotina podem acontecer, mas alguns cuidados ajudam a manter o bebê dormindo bem:

- Levar objetos familiares, como um cueiro ou naninha.
- Tentar fazer as sonecas feitas em casa.
- Repetir os mesmos rituais de sono, mesmo que em um ambiente diferente.
- Criar uma rotina de sono saudável ajuda o bebê a dormir melhor e também melhora a qualidade de vida dos pais.

Mitos sobre o sono do bebê

1º mito: "Se o bebê dormir muito de dia, ele não vai dormir à noite"

O bebê precisa de muitas horas de sono ao longo do dia, especialmente nos primeiros meses. O sono diurno é importante para o desenvolvimento, e, se o bebê dormir bem durante o dia, ele provavelmente vai dormir bem à noite também. No entanto, é importante que o bebê tenha um equilíbrio no sono, evitando longos períodos de sono durante o final da tarde, que podem dificultar o sono noturno.

2º mito: "Deixar o bebê chorar um pouco não faz mal"

Embora o método do "deixar chorar" seja popular em algumas abordagens de treinamento de sono, ele não é recomendado para todos os bebês e famílias. Deixar o bebê chorar por períodos longos pode aumentar o estresse do bebê e afetar seu desenvolvimento emocional. Cada bebê é único, e alguns podem se acalmar sozinhos, enquanto outros podem precisar de mais apoio e conforto.

O que os pais podem fazer: utilizar métodos gentis para ajudar o bebê a dormir, como o uso de rituais calmantes, a presença dos pais e técnicas que respeitem o ritmo do bebê.

3º mito: "Se o bebê acordar à noite, significa que está sempre com fome"

Nem todo despertar noturno está relacionado à fome. Bebês acordam por vários motivos, como dor, desconforto, troca de fralda, saltos de desenvolvimento, angústia da separação, rotina desajustada etc. A partir de seis meses, muitos bebês já conseguem dormir de oito a doze horas, sem necessidade de amamentação ou mamadeira.

O que os pais podem fazer: se o bebê acordar à noite, observar os sinais para entender o motivo do despertar.

Tenha uma rotina diurna baseada nas necessidades do seu bebê.

4º mito: "É normal o bebê ter dificuldades para dormir até o primeiro ano"

Embora seja comum o bebê acordar e ter dificuldades para dormir durante os primeiros meses, não é uma regra que deva persistir até o primeiro ano. Muitos bebês começam a estabelecer um ciclo de sono mais regular a partir dos quatro a seis meses. Com uma boa rotina e hábitos de sono, o bebê pode começar a dormir períodos mais longos.

O que os pais podem fazer: investir em rotinas consistentes de sono, ambiente tranquilo e estratégias que ajudem o bebê a dormir de forma mais independente.

5º mito: "Bebês mais velhos não precisam de tanto sono"

Mesmo após o primeiro ano, os bebês ainda precisam de bastante sono para apoiar seu crescimento físico e desenvolvimento cognitivo. A necessidade de sono diminui gradualmente à medida que a criança cresce, mas bebês de 1 a 2 anos ainda necessitam de doze a quatorze horas de sono por dia.

O que os pais podem fazer: manter uma rotina saudável de sono e garantir que o bebê tenha tempo suficiente para descansar, sem sobrecarregá-lo com atividades.

"Cada hora de sono do seu bebê é um investimento no seu futuro, no seu crescimento, na sua saúde e no seu desenvolvimento."

Jeana Pacheco

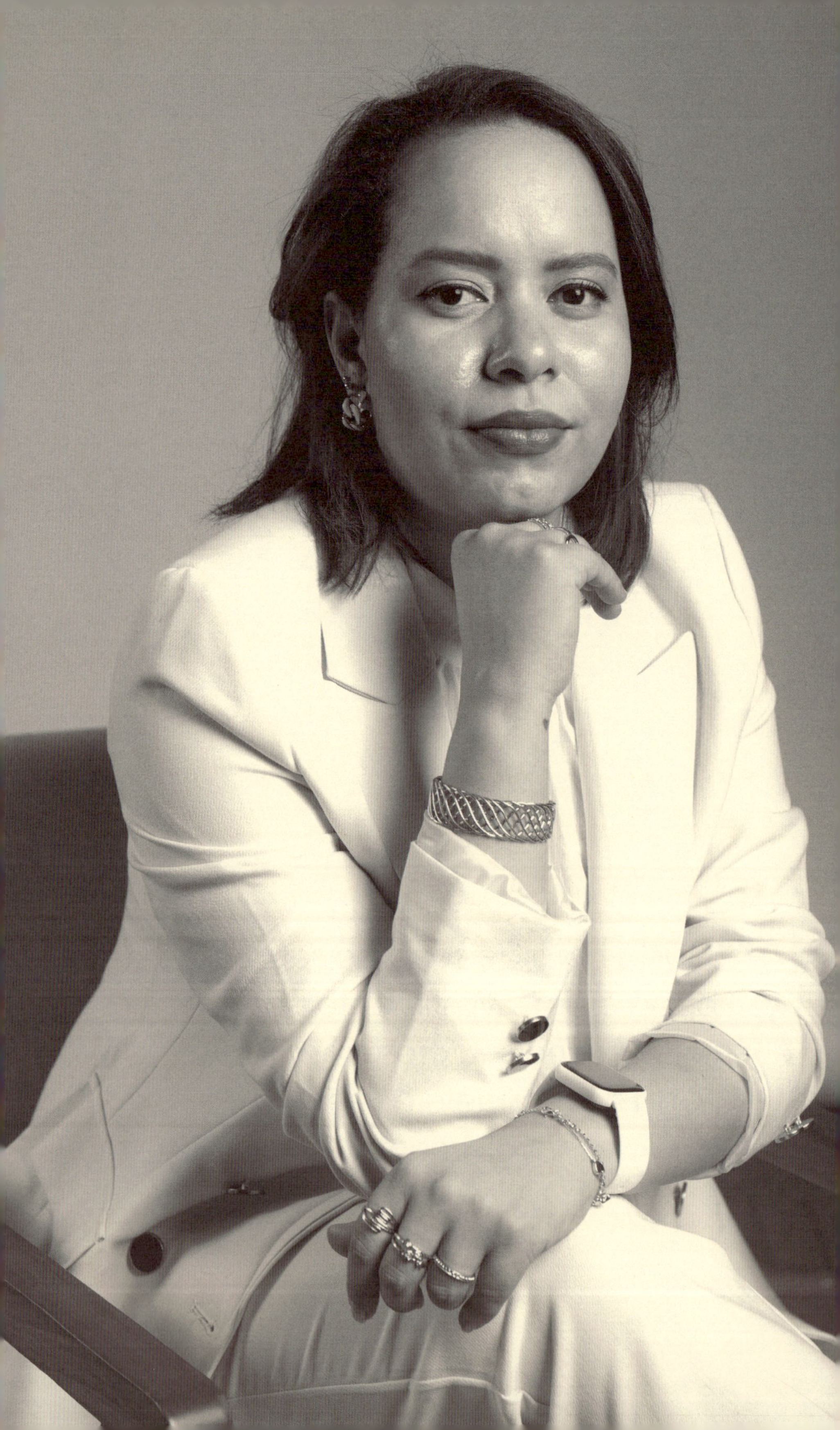

Jessica Carvalho

Sou Jessica Carvalho, obstetriz formada pela USP, especialista em acupuntura e apaixonada pelo parto humanizado e pelo cuidado integral da mulher. Resido em São Paulo, capital, e há oito anos me dedico a acompanhar mulheres em sua jornada materna, oferecendo uma assistência respeitosa e baseada em evidências desde a gestação até o pós-parto e a amamentação. Acredito na autonomia feminina e no protagonismo das mulheres sobre seus corpos e seus partos. Por isso, além do atendimento clínico, compartilho conhecimento por meio de cursos, palestras e redes sociais, colaboro com equipes de parto e contribuo para a formação de profissionais da área. Meu propósito é proporcionar um olhar individualizado para cada família, promovendo informação de qualidade e um acompanhamento que respeite as escolhas e necessidades de cada mulher.

jessica_obstetriz
+55 (11) 95159-9715
jessica.carvalho.obs@gmail.com
jessicaobstetriz

Maternar
Gerar, gestar, parir e cuidar

Parto humanizado: além dos mitos

13

Por Jessica Carvalho

Você sabe o que é parto humanizado? Se você está gestante, responda com sinceridade: em algum momento já pensou "até quero um parto normal, mas sem ser humanizado"? Eu, como obstetriz, já ouvi essa expressão algumas vezes. A última vez foi há alguns meses, quando um casal querido procurou minha orientação para o parto de seu primeiro filho. Depois de se apresentarem, com um sorriso um pouco nervoso, fizeram questão de deixar claro logo de cara: "Queremos um parto normal, mas não a qualquer custo". Eu, por um momento, fiquei em silêncio. Como todas as vezes que ouço algo assim, minha mente deu aquele *reset*, como se tivesse ocorrido uma "tela azul". De imediato, percebi que, como tantos outros, aquele casal tinha uma ideia distorcida sobre o que é um parto humanizado. O que me surpreendeu, no entanto, foi o fato de, apesar de buscarem uma experiência mais natural para o nascimento de seu filho, ainda existirem preconceitos tão enraizados sobre o conceito. Eles estavam, na verdade, expressando o medo de se verem reféns de um processo que, na visão deles, era carregado de incertezas e, quem sabe, até de sofrimento desnecessário. Afinal, na sociedade em que vivemos, o parto humanizado é muitas vezes confundido com algo radical, idealista demais ou até fora de controle. A conversa logo se desenrolou e, com o tempo, fui compreendendo que eles na verdade temiam que o parto humanizado fosse sinônimo de um processo sem segurança, com uma má assistência.

Fiquei pensando na quantidade de pessoas que, ainda hoje, têm uma ideia equivocada sobre esse modelo de cuidado, associando-o a algo utópico ou sem respaldo científico. Quem trabalha com parto já escutou esse tipo de ideia muitas vezes, como se o parto humanizado fosse uma rebeldia contra as técnicas atualizadas, uma visão idealizada que desconsidera a complexidade e os desafios reais do nascimento.

Essa resistência, esse preconceito, não são exclusivos desse casal. De fato, eles se refletem em uma grande parte da sociedade que, por anos, foi moldada pela ideia de que os protocolos são sempre a melhor solução, e que qualquer abordagem que questione esse modelo é, no mínimo, arriscada. Quando a gestante e o parto deixam de ser vistos como processos naturais, humanos, e passam a ser considerados simplesmente mais uma questão técnica e assistida, o medo do "não controle" acaba prevalecendo. E com isso, a possibilidade de um parto mais respeitoso, mais consciente, é muitas vezes abandonada por insegurança e desinformação.

Muitas práticas antiquadas e intervenções desnecessárias ainda prevalecem em alguns ambientes, especialmente no contexto do parto, justamente porque há quem se "beneficie" dessas práticas principalmente por comodidade, mas o impacto na saúde da mulher e do bebê muitas vezes é negligenciado. Procedimentos invasivos de rotina, como os utilizados para acelerar a dinâmica do parto, são frequentemente realizados sem justificativa clínica adequada. O foco excessivo em priorizar a rotina hospitalar, sem considerar as necessidades e o bem-estar da parturiente, tem levado a restrições alimentares e de hidratação, com o objetivo de preparar a mulher para uma possível emergência. Essas práticas, embora comuns, carecem de embasamento científico e podem causar mais danos do que benefícios. Um dos principais problemas dessa abordagem é que, ao não serem informadas sobre suas opções, as mulheres acabam perdendo o protagonismo no processo do parto. Ao não compreenderem plenamente suas escolhas, muitas são submetidas a intervenções que, muitas vezes, não eram necessárias e podem gerar consequências inesperadas. A falta de esclarecimento e consentimento prévio retira a autonomia da mulher, tornando-a espectadora de seu próprio parto em vez de protagonista ativa. Por isso, é essencial que o direito à informação e à escolha seja garantido para que o parto seja vivido de forma respeitosa e consciente, promovendo a saúde e o bem-estar de todos os envolvidos.

Mas o que é o parto humanizado, então? Para mim, a melhor explicação sobre o parto humanizado se apoia em três pilares fundamentais: a prática baseada em evidências científicas, o cuidado integrativo e multidisciplinar, e o resgate do protagonismo feminino. Vou esclarecer bem esses pilares para não restar nenhuma dúvida.

O primeiro pilar, a prática baseada em evidências científicas, significa que o atendimento em saúde deve ser fundamentado em estudos atualizados e condutas científicas. Isso implica evitar práticas obsoletas e garantir um cuidado que respeite a fisiologia do parto, sem intervenções desnecessárias. Historicamente, muitos procedimentos foram adotados sem uma base científica sólida, sendo perpetuados mais por tradição do que por necessidade real. Um exemplo disso é a manobra de Kristeller, que consiste em aplicar pressão sobre o útero da mulher para acelerar o parto. Essa prática, além de dolorosa, pode causar complicações tanto para a mãe quanto para o bebê, e por isso não é recomendada por órgãos de saúde, como a Organização Mundial da Saúde (OMS). A humanização do parto exige que os profissionais se mantenham em constante atualização, garantindo que suas condutas estejam alinhadas às melhores evidências científicas disponíveis. Por isso, gestantes não devem ter medo de buscar um profissional de confiança que realmente incentive o parto humanizado. Estar com alguém que adote essa abordagem faz toda a diferença.

O segundo pilar fala sobre a importância de enxergar o parto como um evento não apenas médico, mas também familiar, social e emocional. Para um atendimento completo e respeitoso, é essencial a atuação conjunta de obstetras, enfermeiros obstetras, obstetrizes, fisioterapeutas, doulas, pediatras, entre outros profissionais. Cada um tem um papel fundamental, proporcionando suporte contínuo durante a gestação e o preparo para o parto. A presença de uma equipe multidisciplinar permite que a mulher receba apoio físico e emocional, fundamental para o sucesso do parto humanizado. A doula, por exemplo, não realiza procedimentos técnicos, mas oferece apoio emocional e informativo, ajudando a parturiente a se sentir mais segura e fortalecida. Já a obstetriz ou a enfermeira obstetra garantem um acompanhamento atento ao trabalho de parto, sempre respeitando a fisiologia do nascimento e minimizando intervenções. Esse trabalho conjunto contribui para uma experiência mais positiva e acolhedora para a mulher.

O último pilar, mas não menos importante, diz respeito ao resgate do protagonismo feminino. Durante séculos, o parto foi conduzido pelas próprias mulheres, transmitindo conhecimento de geração em geração. Com a institucionalização da assistência ao nascimento, muitas mulheres perderam sua autonomia. Resgatar esse protagonismo significa permitir que cada mulher seja ouvida e respeitada em suas escolhas, equilibrando segurança e autonomia. O protagonismo feminino no parto é o direito da mulher de tomar decisões sobre seu próprio corpo e sua experiência de parto, desde que tudo evolua bem. Isso inclui aspectos como a liberdade de movimento durante o trabalho de parto, a escolha de métodos não farmacológicos ou farmacológicos para alívio da dor e a definição de quem a acompanhará nesse momento. O parto humanizado valoriza a escuta ativa e a participação da mulher em todas as etapas do nascimento, garantindo que ela se sinta empoderada e respeitada.

E se a experiência for uma cesariana? Nada muda. Mesmo em um procedimento cirúrgico, os direitos da mulher devem ser respeitados. A prioridade é proporcionar um ambiente acolhedor, garantir a presença do acompanhante e promover o contato imediato com o bebê, sempre que possível, fazendo toda a diferença para a mãe e o recém-nascido.

Quando uma mulher é bem-informada, ela se sente segura para tomar decisões sobre seu parto, vivendo essa experiência de forma positiva e transformadora. O conhecimento empodera e permite que a gestante compreenda suas opções, escolha o que faz sentido para ela e participe ativamente desse momento único. O parto humanizado não se restringe a um único modelo ou ambiente — ele pode ocorrer de diversas formas, com ou sem anestesia, na banheira, na cama, em casa, no hospital ou até mesmo por cesárea, desde que respeite a vontade e as necessidades da mulher. O mais importante não é o local onde o parto acontece, mas a maneira como a mulher é tratada durante esse processo.

Para que o parto humanizado seja uma realidade acessível a todas, é essencial contar com profissionais preparados, que valorizem a autonomia da gestante e baseiem sua prática em evidências científicas. Além disso, um ambiente acolhedor, onde a mulher se sinta segura e respeitada, faz toda a diferença. O respeito às preferências da gestante, a escuta ativa e o suporte contínuo são aspectos fundamentais para garantir que cada nascimento seja uma experiência digna, respeitosa e segura.

O nascimento de um bebê é também o nascimento de uma mãe. Esse momento transforma a vida da mulher e merece ser vivido com respeito, amor e acolhimento. Quando a humanização do parto é priorizada, os benefícios se estendem para toda a sociedade. Mães empoderadas e respeitadas criam vínculos mais fortes com seus bebês, o que impacta positivamente suas famílias e comunidades. Uma mulher que vive uma experiência positiva de parto carrega essa força para toda a sua jornada materna, refletindo em relações mais saudáveis e em uma sociedade mais consciente e respeitosa com a maternidade.

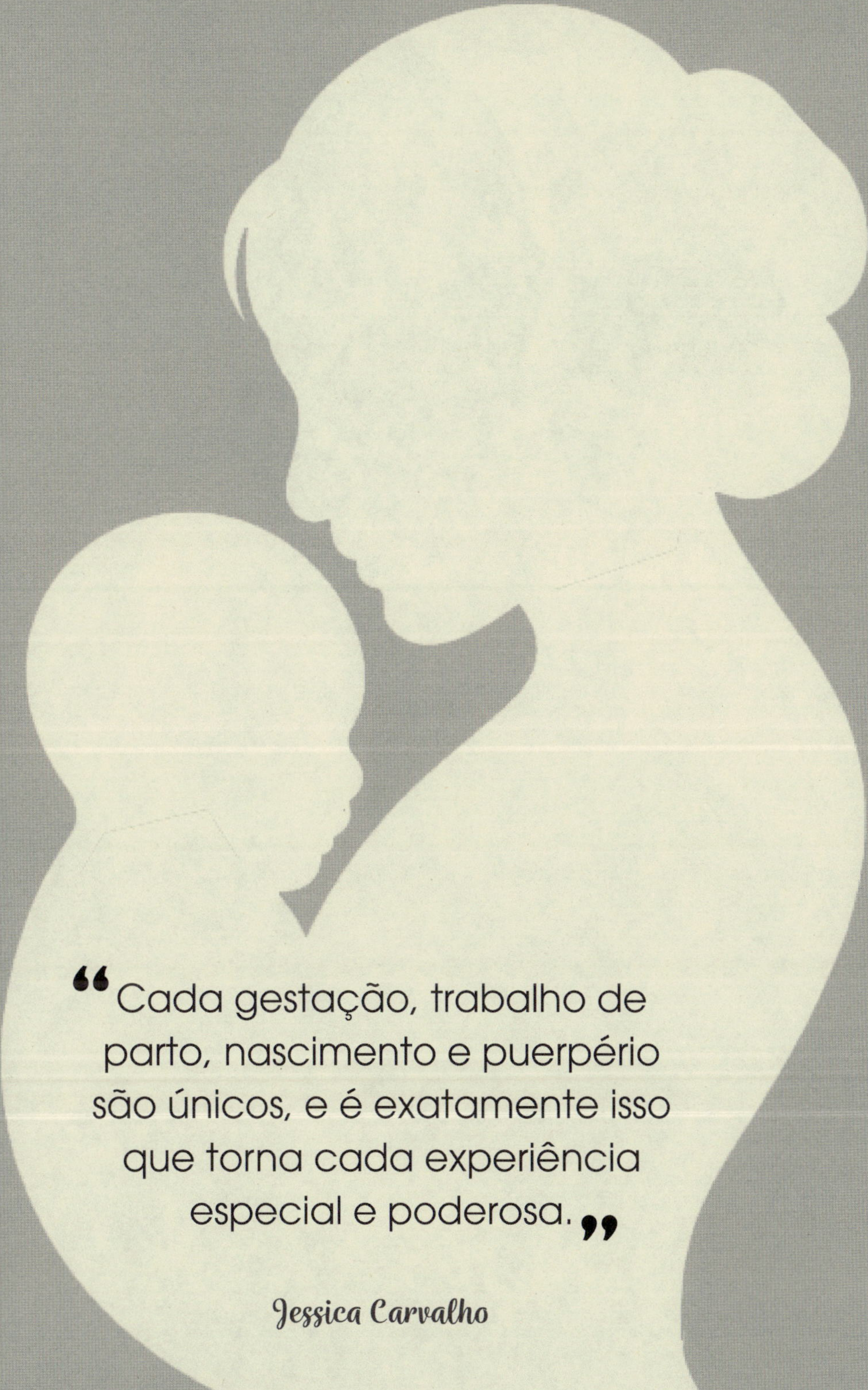

> “Cada gestação, trabalho de parto, nascimento e puerpério são únicos, e é exatamente isso que torna cada experiência especial e poderosa.”

Jessica Carvalho

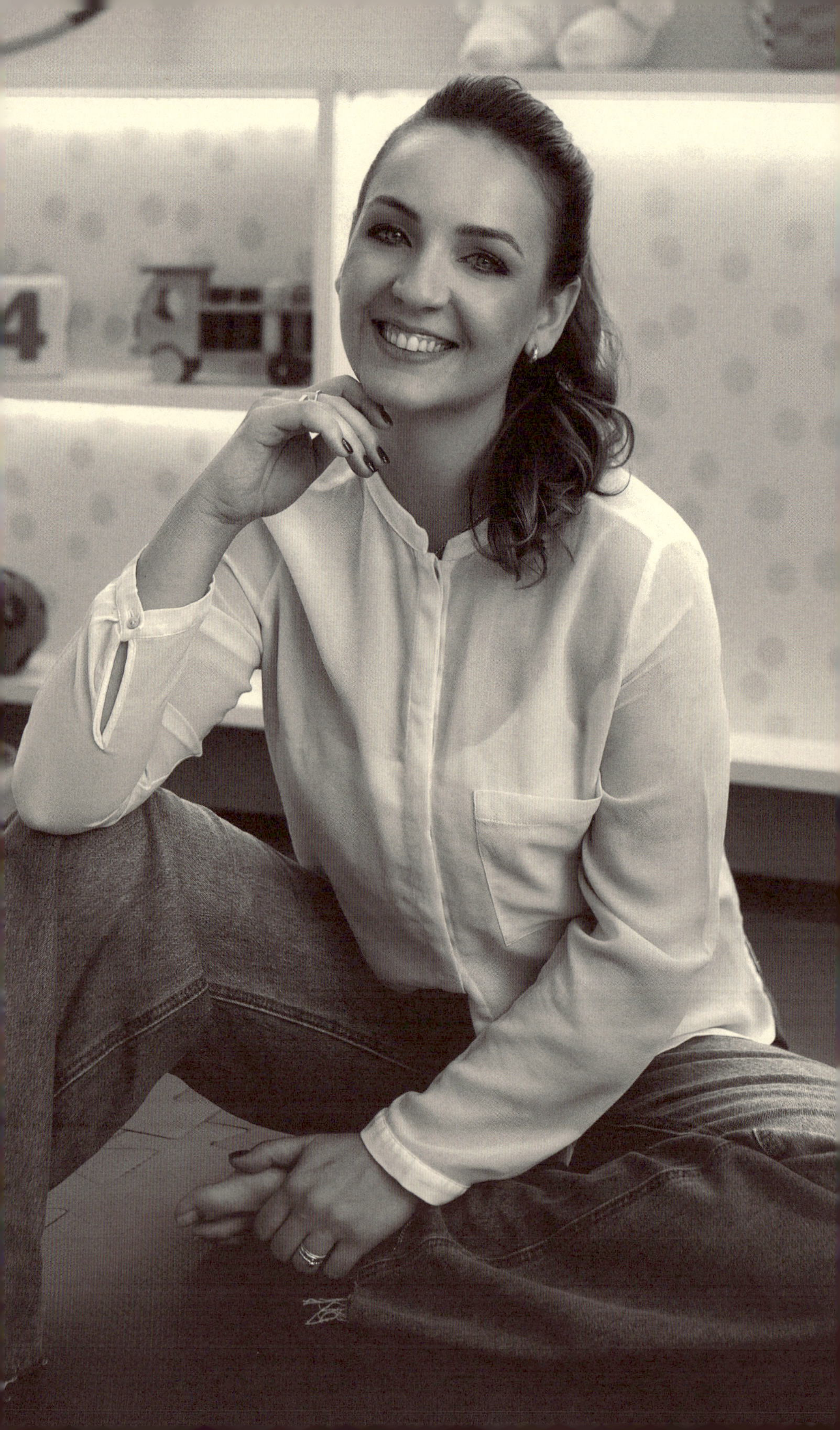

Jéssyca Nogueira

Jéssyca Fernandes Nogueira, fisioterapeuta pediátrica, especialista em assimetrias cranianas e desenvolvimento infantil. Com mais de dez anos de experiência na área, é sócia-proprietária da Clínica Palma, localizada no centro de Florianópolis/SC. Atua no atendimento a gestantes, bebês e adultos, com foco em osteopatia pediátrica. Além da prática clínica, é professora universitária e ministra aulas na pós-graduação.

Cofundadora do Mamaskind, um programa pioneiro de estimulação motora para bebês, inspirado em um modelo alemão, proporciona desenvolvimento adequado desde os primeiros meses de vida, aliando ciência e acolhimento familiar. Atualmente tem desenvolvido cursos on-line sobre desenvolvimento infantil, levando seu conhecimento para um público ainda maior.

jessyfisio

Maternar

Gerar, gestar, parir e cuidar

Primeiros passos, grandes descobertas no movimento 14

Por Jéssyca Nogueira

Toda experiência do bebê é percebida pelo seu corpo, desde sua vida intrauterina; e é por meio de sua corporeidade que ele expressa as sensações de prazer, desconforto, bem ou mal-estar. É inata sua necessidade de se movimentar, é assim que ele exprime suas percepções e desejos. Devido ao excesso de informações na internet e à crescente oferta de dispositivos e condutas que prometem facilitar a rotina da família, torna-se cada vez mais difícil decidir o que esperar, o que comprar, como estimular e o que fazer com o bebê. Já é possível observar os reflexos das mudanças na forma de interação e nos lugares a que as crianças estão expostas atualmente. O mundo pós-pandemia não apenas conduziu para um mundo mais digital, mas também privou as crianças de diversas experiências fundamentais para o desenvolvimento motor do corpo humano.

Os reflexos dessas mudanças culturais têm tornado cada vez mais comuns os atrasos no desenvolvimento motor, as dificuldades cognitivas e de aprendizagem, os atrasos na linguagem e na comunicação, os déficits na regulação emocional, a fragilidade nas habilidades sociais, o aumento do risco de transtornos do neurodesenvolvimento e a dependência de estímulos cada vez mais tecnológicos.

"A motricidade é um órgão sensorial fundamental" (BÉZIERS; PIRET, 1992). Na criança, a motricidade é a base da relação. As habilidades aprendidas na infância são preditivas de sucesso na vida adulta. Um estudo que acompanhou 814 indivíduos por 26 anos, desde o nascimento (1991) até a idade adulta (26 anos), descobriu que crianças com melhor controle emocional, linguagem e habilidades sociais alcançaram maior escolaridade e melhores empregos. Já aquelas com dificuldades nessas áreas tiveram mais desafios profissionais (BURCHINAL; VANDELL, 2025).

Ou seja, estimular essas habilidades na infância é essencial para um futuro de sucesso.

Durante o processo de desenvolvimento motor, o bebê está descobrindo como usar seu próprio corpo, e o primeiro passo é tomar consciência de cada parte dele. No início, tem controle apenas dos movimentos da cabeça e do pescoço. Depois, passa a movimentar os braços, seguidos pelas mãos e pelo tronco, e, por fim, adquire o domínio das pernas e dos pés. Se um bebê desenvolve os padrões posturais e motores esperados para a idade de forma mais lenta, a conduta recomendada é carregá-lo no colo com maior frequência, variar suas posições constantemente, deixá-lo mais tempo no chão, principalmente na posição de bruços.

Ao longo dos primeiros doze meses de vida, ocorrem muitas conexões vitais entre o corpo e o cérebro do bebê, necessárias para que a criança ganhe força muscular, sustente-se, engatinhe e caminhe. A verticalidade completa é a base para um sistema bem coordenado de percepção sensorial, que afeta, entre outros aspectos, a função motora e sua cognição.

As crianças têm necessidade profunda de brincar e explorar o mundo ao redor. Sentem prazer em tocar, apertar, pegar e até deixar cair objetos. No entanto, se demonstram pouco interesse em descobrir e aprender, isso pode indicar alguma dificuldade. A incapacidade de brincar de forma independente aumenta a dependência em relação ao adulto.

A autonomia do bebê permite a ele explorar o mundo em todas as fases do seu desenvolvimento, fazendo com que suas próprias ações o ajudem a aprender e a realizar tarefas que lhe proporcionam uma sensação de conquista. Isso fortalece sua autoconfiança e lhe dá recursos para agir de maneira diferente diante de desafios ao longo da vida. Cabe ao adulto criar as condições para que o brincar livre se desenvolva. Interações sensíveis e afetuosas desde os primeiros meses promovem o desenvolvimento cognitivo, com estímulos como conversar, brincar e ler, que fortalecem as habilidades já aos dois anos. Em contrapartida, a superproteção e a falta de conexão emocional podem comprometer esse processo. O envolvimento paterno desde cedo é crucial para o aprendizado e o crescimento saudável da criança (SETHNA *et al.*, 2017).

Proteger de forma excessiva tem se tornado cada vez mais comum entre os pais, impactando a motivação das crianças desde a primeira infância. Permita a seu filho realizar tarefas simples de forma independente. Quando um adulto intervém e faz por ele, a criança perde a oportunidade de aprender e desenvolver habilidades essenciais para a vida (SHACHNAI et al., 2025).

Se considerarmos o bebê um ser competente, com potencial para se relacionar desde o nascimento, e não apenas um ser passivo que recebe o que o adulto oferece, torna-se essencial estabelecer, desde os primeiros momentos de sua vida, uma relação baseada na confiança e na colaboração. Além disso, os cuidados devem ser realizados com atenção, nunca de forma mecânica ou apressada, permitindo ao bebê que assimile o momento e, sempre que possível, participe da tarefa. O bebê precisa do esforço para ganhar a força e conhecer os caminhos para realizar determinada habilidade.

As interações durante os cuidados cotidianos são percebidas pelo bebê como ações repetitivas que, com o tempo, tornam-se previsíveis. Quando o adulto nomeia o que está sendo feito e antecipa o que acontecerá em seguida, ajuda o bebê a construir imagens mentais. É importante que o cuidador utilize gestos, e busque o contato visual do bebê por meio da fala e da expressão facial. Esse é o primeiro tipo de brincadeira que pode ser iniciada com ele. Como enfatiza Emmy Pikler, é essencial não interferir no desenvolvimento das habilidades do bebê quando isso não for realmente necessário (PIKLER, 2025). Ele deve ter liberdade de movimento e a oportunidade de escolher suas próprias posições na fase ativa, sem depender constantemente da ajuda física de um adulto. As pessoas ao redor devem observá-lo, encorajá-lo e acompanhá-lo, garantindo um ambiente seguro para sua exploração. Durante certas fases de aquisição de habilidades, o bebê pode passar por momentos de frustração temporária, o que faz parte do aprendizado.

As aquisições motoras evoluem de um padrão motor reflexo para um controle voluntário dos movimentos. Todos os bebês saudáveis passarão por uma série de marcos posturais e motores durante seu processo de maturação. No primeiro trimestre, os bebês apresentam um padrão flexor, reflexos de preensão palmar e plantar e posturas assimétricas devido à intensa atividade reflexa. O controle cervical é a principal conquista motora dessa fase. Com o tempo, os movimentos tornam-se mais precisos e coordenados, permitindo ao bebê que alcance objetos e descubra partes do próprio corpo. Em seguida, o bebê passa longos períodos observando suas próprias mãos, marcando o início do desenvolvimento das habilidades óculo-manuais. Com o tempo, adquire maior controle sobre a força abdominal e descobre seus pés, o que impulsiona novas conquistas motoras. A rotação de tronco surge como resultado desse progresso, permitindo ao bebê que se vire de lado e, eventualmente, posicione-se de barriga para baixo.

A posição de bruços representa uma nova fase de desenvolvimento em que o bebê pode se sentir à vontade somente após algum tempo de prática. Com o fortalecimento gradual, ele eleva cada vez mais o tronco, aprimorando o equilíbrio ao apoiar-se nos braços e pernas. Esse controle permite liberar uma das mãos, iniciando os movimentos de arraste e pivoteio. A partir desse momento, o bebê consegue se deslocar com mais facilidade, rolando e percorrendo pequenas distâncias. O engatinhar é uma fase essencial do desenvolvimento infantil, pois estimula a percepção corporal, a visão, o equilíbrio e a lateralidade, além de fortalecer seus músculos, favorecendo sua autonomia. Nesse período, o bebê também aprende a alternar posturas, passando de sentado para ajoelhado, semi-ajoelhado e, por fim, em pé com apoio.

A posição sentada é um marco no desenvolvimento, e indica prontidão para a introdução alimentar. Aos seis meses, espera-se que o bebê mantenha o alinhamento entre cabeça e tronco, favorecendo a deglutição. Para isso, é fundamental estimular movimentos como rolar, pivotear e ficar em quatro apoios, que fortalecem o tronco e preparam o bebê para sentar-se sozinho. Os pais devem respeitar essas etapas naturais sem antecipá-las.

Em seguida, o bebê passa mais tempo em pé e inicia a caminhada lateral, apoiando-se em móveis. É importante oferecer suporte sem puxá-lo, permitindo que desenvolva força para se levantar. O desenvolvimento motor não é linear; novas habilidades se somam às anteriores. Caso haja dificuldades, é essencial avaliar a variedade dos movimentos adquiridos, reforçando etapas anteriores, se necessário.

O ambiente e diversos fatores influenciam esse processo, impactando diferentes áreas do desenvolvimento de formas sutis e únicas para cada criança. Então, como podemos garantir que estimulamos corretamente em um ambiente apropriado para seu crescimento?

O que podemos fazer em cada idade e fase para garantir que estão recebendo a quantidade certa de movimento e estimulação?

Bibliografia

BURCHINAL, M.; VANDELL, D. L. School entry skills and young adult outcomes. *Early Child Res Q.*, v. 72, p. 1-12, 2025. Disponível em: https://pubmed.ncbi.nlm.nih.gov/40027937/. Acesso em: 18 mar. 2025.

SETHNA, V. *et al.* Father-child interactions at 3 months and 24 months: contributions to children's cognitive development at 24 months. *Infant Ment Health J.*, v. 38, n. 3, p. 378-390, 2017. Disponível em: https://onlinelibrary.wiley.com/doi/full/10.1002/imhj.21642. Acesso em: 18 mar. 2025.

SHACHNAI, R. *et al.* Pointing out learning opportunities reduces overparenting. *Child Development*, v. 96, n. 2, p. 679-690, 2025. Disponível em: https://pubmed.ncbi.nlm.nih.gov/39572978/. Acesso em: 20 mar. 2025.

BÉZIERS, M.; PIRET, S. *A coordenação motora: aspecto mecânico da organização psicomotora do homem.* São Paulo: Summus, 1992.

PIKLER, E. *Mover-se em liberdade*: desenvolvimento da motricidade global. Madri: Associação Europeia de Educação Pikler-Lóczy, 2001. Disponível em: https://www.exemplo.com/artigo-pikler. Acesso em: 3 abr. 2025.

“Mais importante que a velocidade é a riqueza de experiências que constroem cada movimento.”

Jéssyca Nogueira

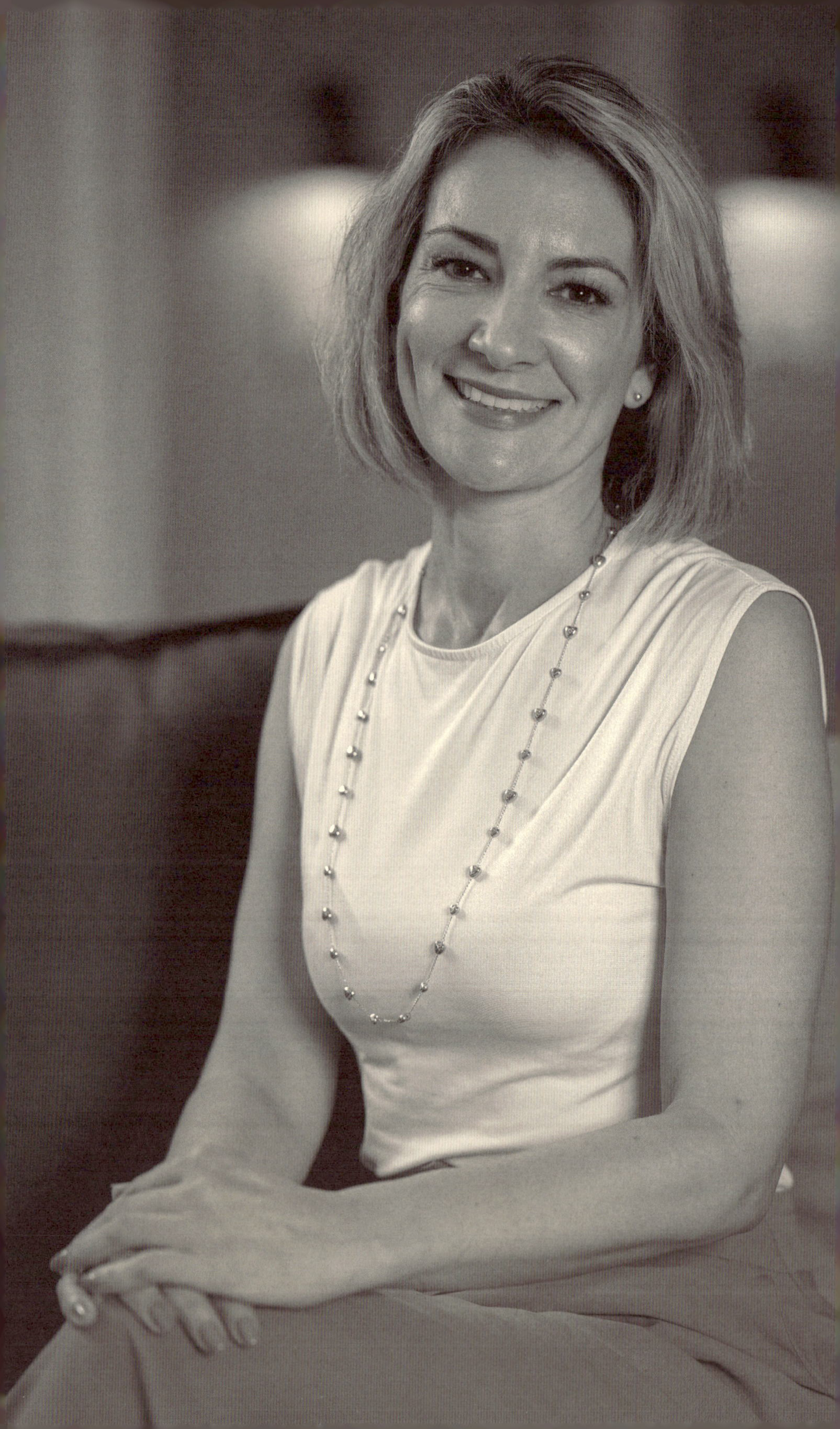

Josilene de Oliveira

Sou Josilene de Oliveira, filha de Deus e guiada por Ele. Sonho com uma sociedade mais empática e emocionalmente equilibrada. Mãe de Guilherme Antônio e Vitor Lorenzo, encontro neles minha maior inspiração.

Como pedagoga, neuropsicopedagoga e educadora parental, dedico-me ao desenvolvimento humano, especialmente na educação infantil e adolescente. Minha missão é transformar lares e ambientes corporativos por meio de palestras e treinamentos emocionais, promovendo paz e conexão.

Acredito que educar é impactar gerações, pois tudo se resume a relacionamentos. Estudar para ser mãe me preparou para a vida, e hoje semeio esperança e amor onde passo.

josilene.neuropsicopedagoga

escolapedagogiadainfancia

Emoções da mãe na gestação e seus efeitos no bebê

15

Por Josilene de Oliveira

A gestação é um dos períodos mais sublimes e transformadores na jornada de uma mulher. Durante nove meses, mãe e filho compartilham um elo que transcende o físico, entrelaçando-se no tecido invisível das emoções e do amor incondicional. Cada sorriso e cada lágrima da mãe ecoam suavemente no útero, criando um universo sensível onde o bebê começa a perceber o mundo que o aguarda. As alegrias e esperanças da mãe lhe sussurram promessas de acolhimento e ternura, enquanto momentos de angústia e inquietação podem desenhar impressões sobre a imprevisibilidade da vida.

Gerar um ser dentro de si é um milagre divino, uma obra de arte tecida pelas mãos do Criador. Como proclamou o salmista: "Pois Tu formaste o meu interior, Tu me teceste no ventre de minha mãe. Eu Te louvo porque de um modo terrível e tão maravilhoso fui formado; maravilhosas são as Tuas obras, e a minha alma o sabe muito bem" (Sl 139:13-16).

Mas as mudanças da maternidade não se limitam ao corpo, onde a vida pulsa e a barriga cresce como um berço sagrado para o novo ser. O cérebro materno passa por uma metamorfose delicada e complexa, moldando-se para acolher a nova existência que depende inteiramente dela. É uma evolução silenciosa, um despertar instintivo que a prepara para compreender, proteger e nutrir seu filho. O amor materno, então, torna-se não apenas um sentimento, mas uma força quase instintiva, que a capacita a perceber cada necessidade de seu bebê com uma sensibilidade quase sobrenatural.

Ao mesmo tempo, essa transformação também é uma revolução, e não se trata apenas de um jogo de hormônios, mas de uma verdadeira reconfiguração que alinha o coração e a mente da mãe às exigências do pequeno ser que cresce dentro dela.

Esse laço primitivo e essencial não apenas garante a sobrevivência do bebê, mas constrói os alicerces de um amor que durará por toda a eternidade.

A gestação não é apenas a preparação para o nascimento de um bebê, mas também para o renascimento de uma mulher como mãe. É um período em que os sentidos se aguçam, a mente se volta para os cuidados com o filho, e cada decisão se entrelaça com a necessidade de garantir sua sobrevivência e bem-estar. Ser mãe é assumir a responsabilidade pelo pequeno ser que geramos, mas essa responsabilidade não deve ser um fardo, e sim um caminho de aprendizado. Afinal, a maternidade é uma jornada de descobertas, e cada criança é um universo único.

Com o tempo, compreendi a importância de conhecer o funcionamento do cérebro infantil e hoje compartilho essa visão com outras mães. Acredito que a maternidade exige estudo e preparo, pois, embora o instinto seja uma bússola, compreender o desenvolvimento humano pode tornar essa jornada mais leve e consciente. Ser mãe é um aprendizado diário, uma escola sem formatura.

Cada emoção vivida durante a gestação — seja de alegria, seja de angústia — molda o vínculo entre mãe e bebê e influencia a maneira como essa nova vida perceberá o mundo. Emoções maternas intensas desencadeiam uma dança química no organismo: hormônios como o cortisol, a adrenalina e a ocitocina atravessam a placenta e afetam diretamente o desenvolvimento do bebê.

É impossível falar sobre maternidade sem compartilhar um pouco da minha própria experiência como mãe. Fui agraciada com dois filhos — para mim, eternos meninos —, frutos de duas gestações igualmente planejadas, mas vivenciadas em contextos distintos, com desfechos diferentes ao nascer.

Meu primeiro filho foi aguardado com grande entusiasmo por toda a família. Era o primeiro neto de ambos os lados, e sua chegada foi cercada de amor e expectativa. A gestação transcorreu de maneira tranquila e plena, e cada movimento dele em meu ventre era uma celebração. Todos ao meu redor queriam tocar minha barriga, sentir sua presença, e eu me sentia conectada a ele de uma forma mágica. Acredito que ele gostava tanto desse aconchego intrauterino que decidiu permanecer ali até o limite das 42 semanas. Quando nasceu, revelou-se um bebê sereno, seguro e curioso com o mundo. Durante toda a gestação, eu lhe falava sobre nossa espera ansiosa, sobre o quartinho preparado com carinho, sobre os detalhes que tornariam sua chegada especial. Essa conexão construída antes do nascimento reverbera até hoje, sendo o alicerce do nosso vínculo inquebrantável.

Já minha segunda gestação aconteceu em um cenário diferente. Eu havia deixado a sala de aula para me dedicar à abertura de um restaurante, e os primeiros seis meses foram marcados por uma intensa rotina de trabalho. Meu tempo para contemplar a gestação era escasso, e o cansaço me afastava da mesma entrega que tive na primeira experiência. Aos seis meses, comecei a ter contrações e fui orientada a fazer repouso absoluto. Foi então que passei a me conectar verdadeiramente com aquele novo ser que crescia dentro de mim. Comecei a conversar com ele, a descrever os preparativos para sua chegada, tentando resgatar o vínculo que havia sido deixado em segundo plano. No entanto, ele nasceu pequeno para a idade gestacional (PIG), e optamos por uma cesárea com 38 semanas para evitar que perdesse ainda mais peso e precisasse de incubadora, já que minha primeira gestação chegou ao tempo limite.

Ao contrário do irmão, ele veio ao mundo com uma necessidade maior de aconchego e segurança, chorava muito e demandava mais atenção. Aos poucos, fomos construindo sua confiança para explorar o mundo. Foi esse desafio que despertou em mim um profundo interesse pelo desenvolvimento infantil e pela neurociência da primeira infância. Desde então, sigo estudando e compartilhando esse conhecimento com outras mães, ajudando-as a compreender a complexidade do cérebro infantil e a fortalecer a relação com seus filhos.

Duas gestações igualmente desejadas, mas vividas sob circunstâncias distintas, resultaram em experiências únicas. Cada bebê traz consigo sua própria história e temperamento, mas o que se mantém inalterado é a conexão que construímos com eles, desde o primeiro instante em que os sentimos pulsando dentro de nós. É essa conexão que, como raízes profundas, sustenta e fortalece o vínculo entre mãe e filho ao longo de toda a vida.

Essas experiências despertaram em mim uma profunda paixão pelo estudo do desenvolvimento cerebral infantil e da Neurociência aplicada à maternidade. Descobri que o bebê não é um mero receptor passivo de afeto, mas um ser ativo nesse processo de vínculo, respondendo à voz, ao toque e às emoções maternas. Desde o ventre, ele estabelece conexões que perdurarão por toda a vida.

A gestação não trata apenas da formação física de um novo ser, mas da edificação de vínculos e de redes neurais nutridas por empatia, compreensão e amor. No entanto, é essencial lembrar que nem todas as mães vivenciam esse período da mesma forma. Algumas não planejaram a gravidez e, por diversas razões, podem ter encontrado dificuldades para estabelecer essa conexão inicial com o bebê.

Se esse for seu caso, quero que saiba que nunca é tarde para fortalecer esse laço. A ciência nos presenteia com um conceito maravilhoso: a neuroplasticidade. O cérebro humano possui uma capacidade extraordinária de adaptação, permitindo que novas conexões sejam formadas ao longo da vida. Mesmo que uma mãe não tenha desenvolvido um vínculo afetivo profundo durante a gestação, ela pode criá-lo e fortalecê-lo após o nascimento.

A qualidade das interações e a consistência dos estímulos afetivos são fatores determinantes nesse processo. Estudos demonstram que a ocitocina, conhecida como o "hormônio do amor", é liberada em momentos de contato físico e afeto, como durante a amamentação, o toque e a troca de olhares (FELDMAN, 2017). Essa substância bioquímica desempenha um papel crucial na criação de vínculos seguros entre mãe e filho.

O vínculo afetivo entre mãe e filho é um processo contínuo, que se fortalece a cada dia por meio de interações significativas. Mesmo diante de desafios, como a depressão pós-parto ou uma gestação emocionalmente conturbada, é possível resgatar e consolidar essa conexão, promovendo uma relação de amor e segurança.

Gerar, gestar, parir e educar uma criança são missões grandiosas, que exigem dedicação, aprendizado e sensibilidade. Muitas vezes, embarcamos nessa jornada sem preparo formal, mas com o compromisso inato de guiar nossos filhos para que descubram seu propósito e alcancem sua plenitude.

Desde o ventre, as emoções maternas moldam a forma como o bebê perceberá o mundo. Contudo, como não fomos educados emocionalmente, muitas vezes transferimos para nossos filhos nossas próprias dificuldades no manejo das emoções. Nossa comunicação e nossos relacionamentos são o cerne da criação de um ambiente seguro e acolhedor para nossos pequenos.

Como neuropsicopedagoga e educadora parental, minha missão é auxiliar famílias a encontrarem o equilíbrio entre a firmeza e a gentileza na criação dos filhos — princípios fundamentais da disciplina positiva. Acredito que estudar e se preparar para a maternidade transforma não apenas a relação com os filhos, mas também todos os demais vínculos que cultivamos ao longo da vida. Quando nos abrimos para o aprendizado, passamos a enxergar o mundo por diversas perspectivas, ampliando nossa compreensão e enriquecendo nossa jornada materna e pessoal.

A maternidade não é apenas um ato de amor, mas uma jornada de autodescoberta e crescimento contínuo. Que possamos, a cada dia, construir laços mais fortes e significativos, guiando nossos filhos com sabedoria, carinho e presença.

Bibliografia

BÍBLIA SAGRADA. Almeida Revista e Atualizada (ARA). Barueri: Sociedade Bíblica do Brasil, 1993.

FELDMAN, R. The neurobiology of human attachments. *Trends in Cognitive Sciences*, v. 21, n. 2, p. 80-99, 2017. Disponível em: https://www.sciencedirect.com/science/article/abs/pii/S1364661316301991. Acesso em: 2 mar. 2025.

KINSLEY, C.; LAMBERT, K. G. The maternal brain. *Scientific American*, v. 294, n. 1, p. 72-79, 2006. Disponível em: https://www.scientificamerican.com/article/the-maternal-brain/. Acesso em: 2 mar. 2025.

LEUNER, B.; GOULD, E. Structural plasticity and hippocampal function. *Annual Review of Psychology*, v. 61, p. 111-140, 2010. Disponível em: https://gouldlab.princeton.edu/wp-content/uploads/sites/511/2018/04/Structural-plasticity-and-hippocampal-function.pdf. Acesso em: 2 mar. 2025.

“Nossas ações como mães reverberam além do nosso lar, construindo a sociedade de amanhã. Comece hoje, comece por você.”

Josilene de Oliveira

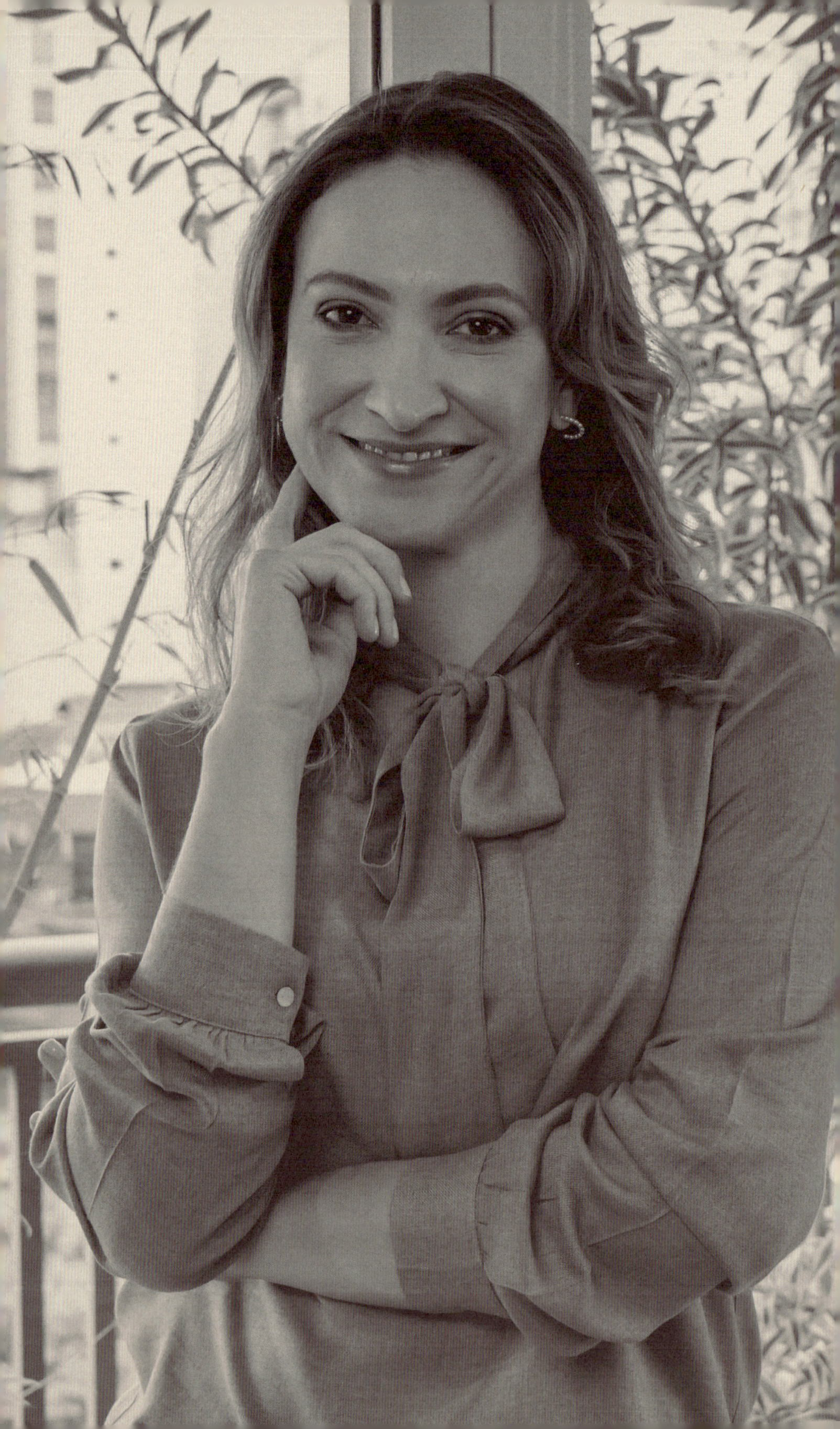

Juliana Muniz

Sou Juliana Muniz Pérez, enfermeira, pós-graduada em Cardiologia e especialista em Segurança Infantil, com ampla experiência na capacitação de escolas e famílias. Criei o Projeto Primeira Infância Segura, dedicado a orientar pais e profissionais da educação infantil sobre prevenção de acidentes, primeiros socorros e cuidados essenciais para a saúde e segurança das crianças.

Sou mãe de dois filhos, o que me proporciona uma compreensão profunda dos desafios da parentalidade. Acredito que informação de qualidade é a chave para criar um ambiente seguro e acolhedor. Minha missão é disseminar conhecimento e promover práticas que garantam a segurança da criança em casa e na escola.

jumuniz.enfermeira

www.julianamuniz.com.br

contato@julianamuniz.com.br

Maternar

Gerar, gestar, parir e cuidar

Cuidados com o recém-nascido: rotinas e necessidades

16

Por Juliana Muniz

Os primeiros meses de vida do bebê são marcados por rápidas transformações físicas, emocionais e cognitivas. Nesse período, estabelecer uma rotina estruturada e compreender os aspectos do desenvolvimento infantil são fundamentais para promover um ambiente seguro e acolhedor.

A importância de uma rotina estruturada

Uma rotina bem definida oferece inúmeros benefícios para o bebê e para a família.

Facilidade na alimentação: horários regulares garantem que o bebê receba os nutrientes necessários para seu crescimento e ajudam os pais a identificarem padrões de fome e saciedade.

Desenvolvimento emocional: o contato frequente e previsível com os cuidadores fortalece o vínculo afetivo e promove a segurança emocional.

Descanso: a rotina auxilia na construção de hábitos saudáveis de sono, reduzindo o cansaço excessivo e o choro. É importante que a rotina seja adaptável às necessidades do bebê e da família, evitando rigidez excessiva.

O desenvolvimento do bebê nos primeiros meses

O desenvolvimento abrange diversas áreas.

Física: o bebê ganha peso e altura rapidamente, exigindo nutrição adequada.

Neuromotora: reflexos primitivos, como sucção e preensão, são substituídos por movimentos mais controlados. Colocar o bebê de bruços (*tummy time*) ajuda a fortalecer músculos para habilidades futuras, como rolar e sentar.

Sensorial: a visão do recém-nascido é limitada, preferindo rostos humanos e cores contrastantes. O tato e a audição são altamente desenvolvidos, tornando o toque e a voz dos pais fundamentais para seu conforto e segurança.

<u>Emocional:</u> a atenção às necessidades do bebê cria um vínculo afetivo essencial, reduzindo o estresse e a ansiedade.

<u>Cognitiva:</u> o cérebro do bebê desenvolve-se rapidamente, formando bilhões de conexões neurais diariamente. Um ambiente amoroso e estimulante potencializa essas conexões.

<u>Comunicativa:</u> o bebê se comunica por meio do choro, expressões faciais e movimentos corporais. A interação dos pais, como falar e responder às tentativas de comunicação, estimula o desenvolvimento da linguagem e da socialização.

Como criar uma rotina estruturada

- Observe os sinais do bebê: anote os horários em que o bebê sente fome, sono e está mais alerta para identificar padrões naturais.
- Crie rituais para cada momento: pequenos rituais, como cantar uma canção antes de dormir ou dar um banho relaxante no final do dia, sinalizam ao bebê o que esperar, promovendo previsibilidade.

Sugestões para organizar o dia do bebê

- Alimentação: ofereça mamadas em intervalos regulares, respeitando os sinais de fome do bebê. No início, as mamadas ocorrem a cada 2 ou 3 horas.
- Sono: recém-nascidos dormem a maior parte do dia. Observe os sinais de sono e crie um ambiente tranquilo para as sonecas.
- Banho: escolha um horário em que o bebê esteja mais calmo, como no início da noite, para um banho relaxante que possa auxiliá-lo a dormir melhor.
- Tempo de interação: dedique momentos para conversas, músicas e estímulos adequados à idade.

Principais desafios nos primeiros meses

<u>Cólicas:</u> comuns nos primeiros meses, caracterizam-se por episódios de choro intenso, geralmente no final da tarde ou à noite. Fatores como imaturidade do sistema digestivo e ingestão de ar durante a alimentação podem contribuir.

- Como aliviar as cólicas

↪ Posicionamento: mantenha o bebê em posição mais vertical durante as mamadas e assegure que ele arrote. Massagens suaves na barriga e movimentos como "bicicleta" com as pernas podem ajudar.

↪ Ambiente: crie um ambiente calmo e confortável. Não estimule o bebê nas mamadas.

<u>Regurgitação e refluxo:</u> a regurgitação é a saída de pequenas quantidades de leite pela boca após a alimentação, comum nos

primeiros meses. O refluxo ocorre quando o conteúdo do estômago retorna ao esôfago, podendo causar desconforto.

- Como lidar com regurgitação e refluxo

↳ Oferecer mamadas menores e mais frequentes: reduz a quantidade de leite no estômago, diminuindo a chance de refluxo.

↳ Posicionar após a alimentação: manter o bebê em posição vertical por cerca de vinte a trinta minutos, após as mamadas, ajuda a gravidade a manter o alimento no estômago.

↳ Consultar o pediatra: se os sintomas persistirem ou causarem desconforto significativo, busque orientação médica.

Choro inconsolável: o choro é a principal forma de comunicação do recém-nascido, podendo indicar fome, desconforto, sono ou necessidade de atenção.

- Como lidar com o choro

↳ Investigue possíveis causas: fome ou sede, fralda suja, temperatura ambiente inadequada, dor ou desconforto e necessidade de contato.

↳ Ofereça conforto: pegue o bebê no colo, embale-o suavemente, cante ou fale com ele para transmitir segurança.

Fadiga dos pais: o cuidado contínuo de um recém-nascido pode levar à exaustão física e emocional, gerando um ambiente de estresse.

- Como lidar com a fadiga

↳ Busque apoio: compartilhe experiências com outros pais, conte com ajuda em tarefas domésticas ou nos cuidados com o bebê para aliviar o estresse e a sensação de isolamento.

Demais cuidados

Higiene: utilize produtos neutros e sem perfume para não alterar o pH da pele do bebê. Seque-o com uma toalha macia, sem esfregar. Durante o banho, limpe o coto umbilical com água e sabão neutro, seque suavemente e aplique álcool 70% na base do coto com um cotonete.

Cuidados com o sol: evite a exposição direta ao sol. Use protetores físicos como sombrinhas, guarda-sóis, bonés e roupas adequadas. Não é recomendado aplicar protetor solar ou repelente em bebês com menos de seis meses.

Visitas: após a primeira semana de vida, parentes próximos podem realizar visitas breves, desde que não apresentem sintomas de doenças virais.

Pediatra: agende a primeira consulta na primeira semana de vida. No primeiro mês são recomendadas de três a quatro consultas, conforme orientação médica. Nessas consultas, avaliam-se peso, estatura, hidratação, frequência das evacuações, número de fraldas utilizadas e realiza-se exame físico, além de fornecer orientações sobre vacinas.

Testes neonatais: ao nascer, o bebê deve realizar os testes da orelhinha, coraçãozinho, olhinho e linguinha. O teste do pezinho é indicado entre o terceiro e o quinto dia de vida para identificar doenças metabólicas, genéticas e infecciosas.

Vacinação: a vacina BCG, que protege contra a tuberculose, deve ser administrada o mais cedo possível, preferencialmente ainda na maternidade. A vacina contra a hepatite B deve ser aplicada nas primeiras 12 horas após o nascimento, com as duas doses subsequentes programadas conforme o calendário vacinal.

Adaptação da casa para a segurança do recém-nascido

Quedas: embora o recém-nascido ainda não role sozinho, ele movimenta braços e pernas, o que pode desestabilizá-lo. Nunca o deixe desacompanhado em superfícies altas como sofá, cama ou trocador. Se precisar se afastar, coloque-o no berço. Não coloque o bebê conforto em locais elevados, pois há risco de tombamento.

Sufocação: é recomendado que o bebê durma no quarto dos pais nos primeiros meses, mas em seu próprio berço, que deve ter superfície plana e estar livre de mantas, cobertores, travesseiros, ninhos ou bichos de pelúcia. Verifique se o berço é certificado pelo Inmetro. O bebê-conforto é projetado para transporte no carro e não deve ser utilizado por períodos prolongados fora do veículo, para evitar riscos de sufocação e sobrecarga da coluna e órgãos internos.

Queimaduras: antes do banho, teste a temperatura da água com o antebraço ou utilize um termômetro, garantindo que a água esteja entre 36°C e 37°C. Evite manusear líquidos quentes enquanto segura o bebê.

Síndrome da morte súbita do lactente (SMSL)

A SMSL é definida como a morte súbita e inexplicável de um lactente aparentemente saudável, geralmente durante o sono, afetando bebês com menos de um ano. Embora a causa exata seja desconhecida, vários fatores de risco foram identificados: posição de dormir, superfícies macias e objetos soltos no berço, superaquecimento, exposição ao tabagismo durante a gestação ou após o nascimento.

Engasgo

Durante a amamentação, esteja atenta para possíveis engasgos. Caso ocorram, saiba como proceder para desobstruir as vias aéreas do bebê.

Recentemente, atualizações nos protocolos de primeiros socorros para bebês indicam que as manobras tradicionais de desobstrução, como tapas nas costas e compressões torácicas, não são recomendadas. Essas manobras são indicadas em obstrução por sólidos.

Em caso de engasgo com líquidos, que é a causa da obstrução em bebês, siga estes passos:

- Mantenha a calma para lidar adequadamente com a situação.
- Coloque o bebê sentado ou em pé, assegurando que as vias aéreas estejam livres.
- Observe a reação do bebê:

↳ se ele tossir ou vomitar, indica que está expelindo o conteúdo e liberando as vias aéreas;

↳ se o bebê respira, mas está com alguma dificuldade, procure atendimento médico de emergência imediatamente;

↳ se o bebê apresentar pausa na respiração, estimule-o delicadamente, acariciando suas costas.

↳ A segurança e o bem-estar do recém-nascido dependem de informação e cuidados atentos.

↳ Preparar-se adequadamente e adaptar o ambiente doméstico são passos essenciais para proporcionar um desenvolvimento saudável e seguro ao bebê.

Bibliografia

KLIEGMAN, R. et al. *Nelson Textbook of Pediatrics*. 20. ed. Philadelfia: Elsevier, 2016.

SOCIEDADE BRASILEIRA DE PEDIATRIA. *Manual de Seguimento do Recém-Nascido de Alto Risco*. Rio de Janeiro: SBP, 2022. Disponível em: https://www.sbp.com.br/fileadmin/user_upload/24651c-ManSeguimento_RN_AltoRisco_MIOLO.pdf. Acesso em: 04 abr. 2025.

SOCIEDADE BRASILEIRA DE PEDIATRIA. *Síndrome da Morte Súbita do Lactente*. Rio de Janeiro: SBP, 2018. Disponível em: https://www.sbp.com.br/fileadmin/user_upload/20226d-DocCient_-_Sindrome_Morte_Subita_do_Lactente.pdf. Acesso em: 04 abr. 2025.

BRASIL. Ministério da Saúde. Secretaria de Atenção à Saúde. Departamento de Ações Programáticas Estratégicas. *Atenção à saúde do recém-nascido: guia para os profissionais de saúde*. Brasília: Ministério da Saúde, 2014.

TASK FORCE ON SUDDEN INFANT DEATH SYNDROME. SIDS and Other Sleep-Related Infant Deaths: Updated 2016 Recommendations for a Safe Infant Sleeping Environment. *Pediatrics*, v. 138, n. 5, 2016.

"O nascimento do bebê é mágico e repleto de mudanças. Com conhecimento, tudo fica mais leve. Aproveite cada etapa e conte comigo nesta jornada."

Juliana Muniz

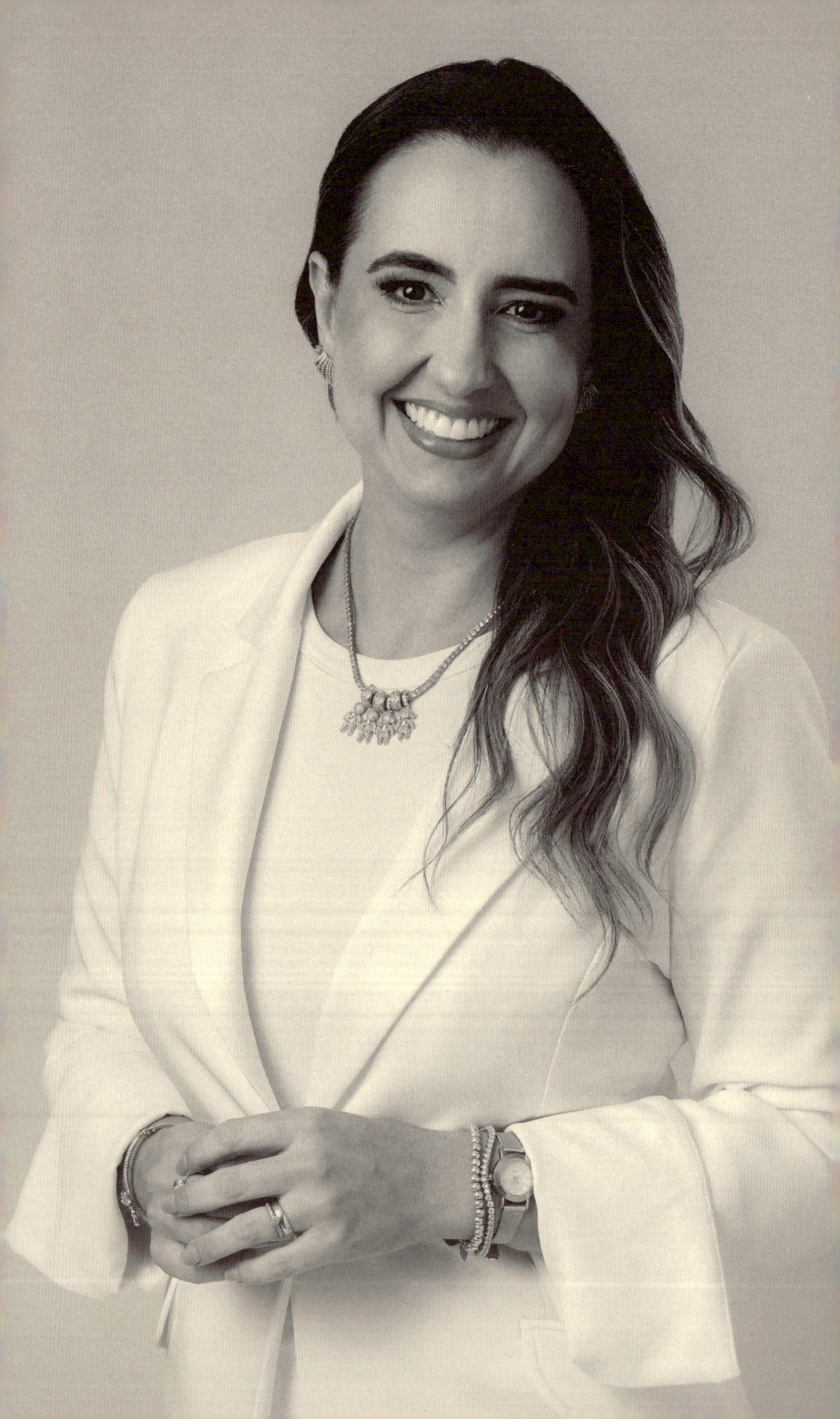

Juliana Pizzolio

Casada, mãe de quatro filhos e consultora de amamentação. A maternidade transformou minha vida de muitas formas e me fez enxergar minha missão com ainda mais clareza: apoiar outras mães a viverem esse momento com mais leveza, segurança e acolhimento. Foi vivenciando as delícias e desafios do puerpério, as dificuldades da amamentação e a sobrecarga emocional desse período que decidi unir conhecimento técnico à vivência para orientar mães de forma realista e empática.

Acredito que toda mãe merece ser cuidada tanto quanto cuida de seu bebê. Por isso, ofereço informações acessíveis, suporte afetivo e incentivo para que cada mulher encontre seu próprio caminho na maternidade. Meu objetivo é mostrar que, mesmo diante dos desafios, é possível viver esse momento com mais tranquilidade e confiança.

jupizzolioo

+55 (17) 99633-6599

Maternar

Gerar, gestar, parir e cuidar

17 Pós-parto: o que esperar de você e do seu bebê

Por Juliana Pizzolio

Ainda é madrugada e o pequeno corpo se contorce levemente no berço. Os olhos, ainda se acostumando à luz, abrem-se por um instante, mas parecem pesados. O choro vem em ondas, às vezes curtas, e de repente a maré começa a subir. Os dedinhos se fecham ao toque das suas mãos, e cada movimento, reflexo e gesto são uma mensagem para você.

O comportamento do recém-nascido pode parecer um mistério, mas cada choro tem uma explicação essencial para seu bem-estar e desenvolvimento.

Quando meu primeiro filho nasceu, mergulhei de cabeça na maternidade, com todas as dúvidas e inseguranças comuns de uma mãe de primeira viagem. Achei que nunca mais dormiria à noite, e o choro dele doía mais em mim do que nele, fazendo-me questionar se realmente estava tudo bem e se eu estava conseguindo ser uma boa mãe. Já nos primeiros dias, a exaustão e a insegurança andavam de mãos dadas. Com o segundo filho, achei que já sabia de tudo, até perceber que cada bebê tem seu próprio jeito, que cada filho vem para nos ensinar algo especial, e que viver um dia de cada vez é o segredo da vida.

E então vieram as gêmeas!

Em janeiro de 2020, eu e meu marido resolvemos ter nosso terceiro filho. Em março veio a pandemia da covid-19 e tivemos que adiar o nosso plano, mas, no final de abril, descobri que estava grávida e, em maio, no segundo ultrassom, descobri uma gravidez gemelar.

O maior e melhor susto das nossas vidas.

Mas de repente o mundo estava fechado!

Saíamos apenas para as consultas pré-natal e emergências. Foi um período de muito medo, incerteza e adaptação, mas também de muito aprendizado e muita fé.

Muitas vezes, peguei-me questionando a Deus por que Ele havia nos confiado tantos filhos. Eu mesma não conhecia nenhuma família que, nos dias de hoje, tivesse quatro crianças. Meu marido carregava o peso da responsabilidade como provedor, lidando com o medo e a insegurança de dar conta de tudo. Eu, por outro lado, sentia na pele as inquietações da maternidade, com uma carga emocional intensa, em que a preocupação parecia nunca ter fim.

Meus dias eram uma mistura de crises de ansiedade, enjoos avassaladores e picos de esperança. Uma verdadeira montanha-russa de sentimentos. E, como se não bastasse a turbulência interna, ainda precisávamos lidar com os julgamentos e as brincadeiras de mau gosto de pessoas que diziam ser nossos amigos. Os comentários, muitas vezes, feriam mais do que ajudavam.

Mas, no meio de tantos desafios, crescemos muito e sentimos orgulho de nós. Porque, no fim das contas, a única certeza que temos é que somos abençoados. Em um ano marcado por tantas mortes, Deus nos confiou duas vidas.

Para escapar das crises de ansiedade, busquei ainda mais Deus, procurando entender Seus propósitos para nossa vida. Mergulhei em cursos de autoconhecimento, participei de incontáveis *lives* de oração e, pouco a pouco, uma verdade se tornava clara: eu estava sendo lapidada para me tornar um instrumento Dele.

Foi durante a gestação das gêmeas que meu verdadeiro propósito se revelou. Entendi que minha missão ia além da minha própria maternidade; eu estava me tornando uma mãe que iria cuidar de outras mães.

Foi nesse momento que minha trajetória profissional começou a tomar forma. Mergulhei nos estudos, buscando entender cada detalhe do universo materno. Especializei-me em aleitamento materno, aprofundei-me em laserterapia e me tornei especialista tanto em amamentação quanto em cuidados com recém-nascidos.

Com toda minha formação, anos de estudo e, claro, a experiência real de ser mãe de quatro filhos, aprendi algo fundamental: o comportamento dos bebês pode ser imprevisível, mas existem padrões que se repetem. E cheguei à seguinte conclusão: amamentar não é só ter leite.

No decorrer deste capítulo, vou contar tudo o que você precisa saber para compreender de fato a frase acima citada.

Assim como seu bebê está se adaptando ao mundo aqui fora, seu corpo também está vivendo um verdadeiro turbilhão de mudanças. O puerpério é uma verdadeira sequência de transformações intensas, e saber o que esperar vai ajudá-la a passar por ele mais tranquilamente.

Desde a concepção, seu corpo já estava se preparando para nutrir seu bebê. Você percebeu que suas mamas aumentaram de tamanho? Que suas aréolas escureceram e ficaram maiores? Essa mudança não é à toa. O contraste entre a aréola mais escura e a pele ao redor funciona como um "alvo", ajudando o recém-nascido a encontrar o peito mais facilmente. Além disso, na aréola se formam pequenas bolinhas chamadas tubérculos de Montgomery. Essas glândulas têm funções incríveis: mantêm a hidratação da pele, têm propriedades antibacterianas e liberam um cheiro característico que auxilia o bebê a reconhecer a mãe.

Por falar em leite, você sabia que o colostro, aquele primeiro leite precioso que seu bebê irá mamar, já está sendo produzido desde a 14ª semana de gestação? Ele é um verdadeiro tesouro! Rico em anticorpos e nutrientes essenciais, protege o recém-nascido e fortalece sua imunidade. Muitas mães se preocupam com a quantidade pequena de colostro que produzem nos primeiros dias, mas acredite: é exatamente do que seu bebê precisa. Ao nascer, o estômago dele tem capacidade para apenas 7 ml, o que significa que esse leite inicial é suficiente para saciar e nutrir seu pequeno.

Nos primeiros três dias após o parto, suas mamas não sofrerão grandes mudanças em relação à gestação. Mas, por volta do terceiro ao quinto dia, você sentirá um marco importante: a apojadura, ou seja, a descida do leite. Seus seios podem ficar mais quentes, maiores e até doloridos. A abundância repentina de leite pode gerar desconforto, mas algumas medidas simples ajudam muito: massageie as mamas com as palmas das mãos, extraia um pouco de leite antes das mamadas e, após as mamadas, faça compressas frias. E, pelo amor de Deus, evite o banho quente nos seios! A água quente pode estimular ainda mais a produção de leite e piorar o seu desconforto.

A maternidade exige muito do corpo e da mente da mulher, e os primeiros dias são apenas o começo de uma jornada de adaptação. Não tenha pressa, respeite seu ritmo e, acima de tudo, seja gentil consigo mesma. Seu corpo acabou de realizar algo divino: trazer uma vida ao mundo. Agora ele precisa de tempo, respeito e carinho para se recuperar.

Se eu precisasse dar um conselho sincero sobre amamentação, seria: não se culpe se estiver achando difícil.

A imagem de um bebê mamando calmamente no peito da mãe pode parecer natural e instintiva, mas a realidade é bem diferente. Amamentar é um aprendizado, tanto para a mãe quanto para o bebê. Você nunca amamentou antes, e seu bebê nunca mamou antes, não se cobre.

É por saber como são difíceis o puerpério e a amamentação que hoje trabalho com isso.

O recém-nascido tem comportamentos que podem parecer estranhos para os pais de primeira viagem, mas são perfeitamente normais. Ele dorme muito, mas seu sono é agitado, com muitos movimentos, caretas e até pequenos gemidos. Isso não significa que ele esteja com dor ou desconforto. Na verdade, é uma característica do sono do bebê, que passa mais tempo na fase de sono ativo, essencial para o desenvolvimento do cérebro.

E aquele "susto" que o bebê toma do nada, abrindo os bracinhos rapidamente? Nossos avós diziam que era preciso benzer a criança para evitar o "quebranto", mas na verdade esse movimento se chama reflexo de Moro. Ele é um importante indicador do desenvolvimento neurológico do bebê, e sua ausência pode ser preocupante. Com o tempo, esse reflexo vai diminuindo.

Além disso, alguns bebês nascem com uma sensação de náusea devido ao excesso de líquido amniótico no estômago. No passado, esse líquido era aspirado logo após o nascimento, mas essa prática foi abandonada. Como consequência, alguns recém-nascidos podem não demonstrar o reflexo de busca nem acordar espontaneamente para mamar, o que pode levar à hipoglicemia e à desidratação.

Se perceber que seu bebê está muito sonolento e não busca o peito nas primeiras horas de vida, você pode ajudá-lo extraindo manualmente algumas gotinhas do seu colostro e oferecendo a ele. Essas pequenas gotas são milagrosas: ajudam a aumentar a glicemia, favorecem a eliminação do mecônio e mantêm a hidratação do bebê, garantindo um começo de vida mais saudável.

Para garantir que seu bebê está mamando o suficiente, observe estes três sinais:

- Xixi: nos primeiros dias, siga a regra simples: 1º dia, um xixi, 2º dia, dois xixis, 3º dia, três xixis, e assim por diante até o sexto dia.
- Cocô: o primeiro cocô, chamado mecônio, é escuro e pegajoso. Com o passar dos dias, ele clareia até ficar amarelo e mais líquido, sinal de que a amamentação está evoluindo bem.
- Comportamento: bebês famintos fecham as mãozinhas, ficam com o corpinho rígido e mexem a cabeça como se procurassem o peito. Após mamar, relaxam e, muitas vezes, adormecem. Vale ressaltar que, nos primeiros dias, é muito importante não deixar passar de 3 horas os intervalos entre as mamadas.

Ah, mamãe: se há um lugar que conhece os sentimentos mais sinceros e profundos de uma mãe, é a poltrona de amamentação. A maternidade é solitária. É ali que você vai rir, chorar, rezar, sonhar, mas acima de tudo se transformar. E garanto que para melhor. Serão dias desafiadores, mas, a qualquer sinal, procure ajuda. Sentir dor não é normal, não romantize sua amamentação.

Ter quatro filhos me ensinou que somos muito mais fortes do que imaginamos. Eu poderia ter me sentido derrotada pelo cansaço, pelo medo e pela insegurança, mas foi no olho do furacão que descobri minha missão. Do meu limão fiz uma deliciosa limonada, e, além de cuidar dos meus filhos, eu também quero cuidar de você. Você não está sozinha!

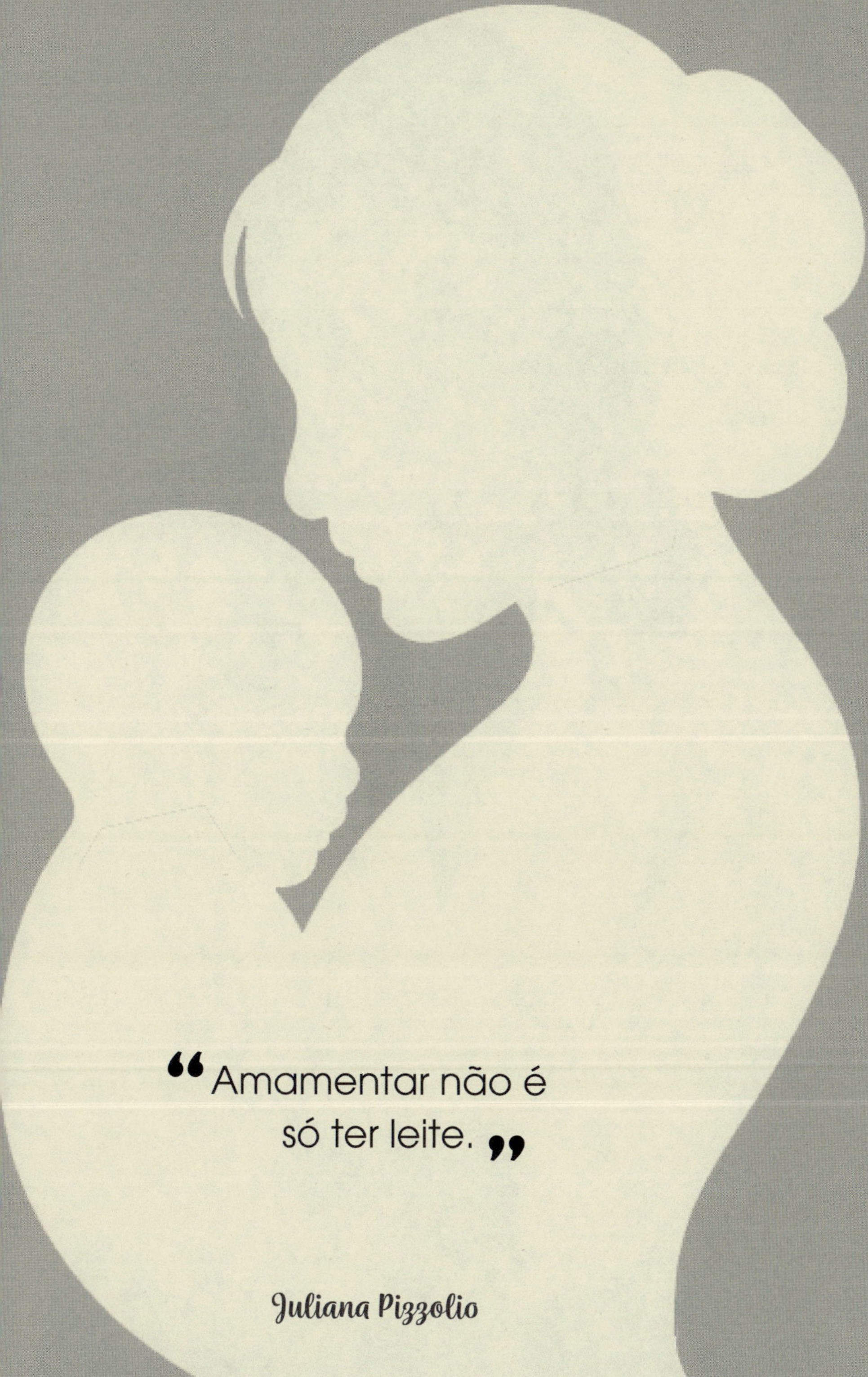

"Amamentar não é só ter leite."

Juliana Pizzolio

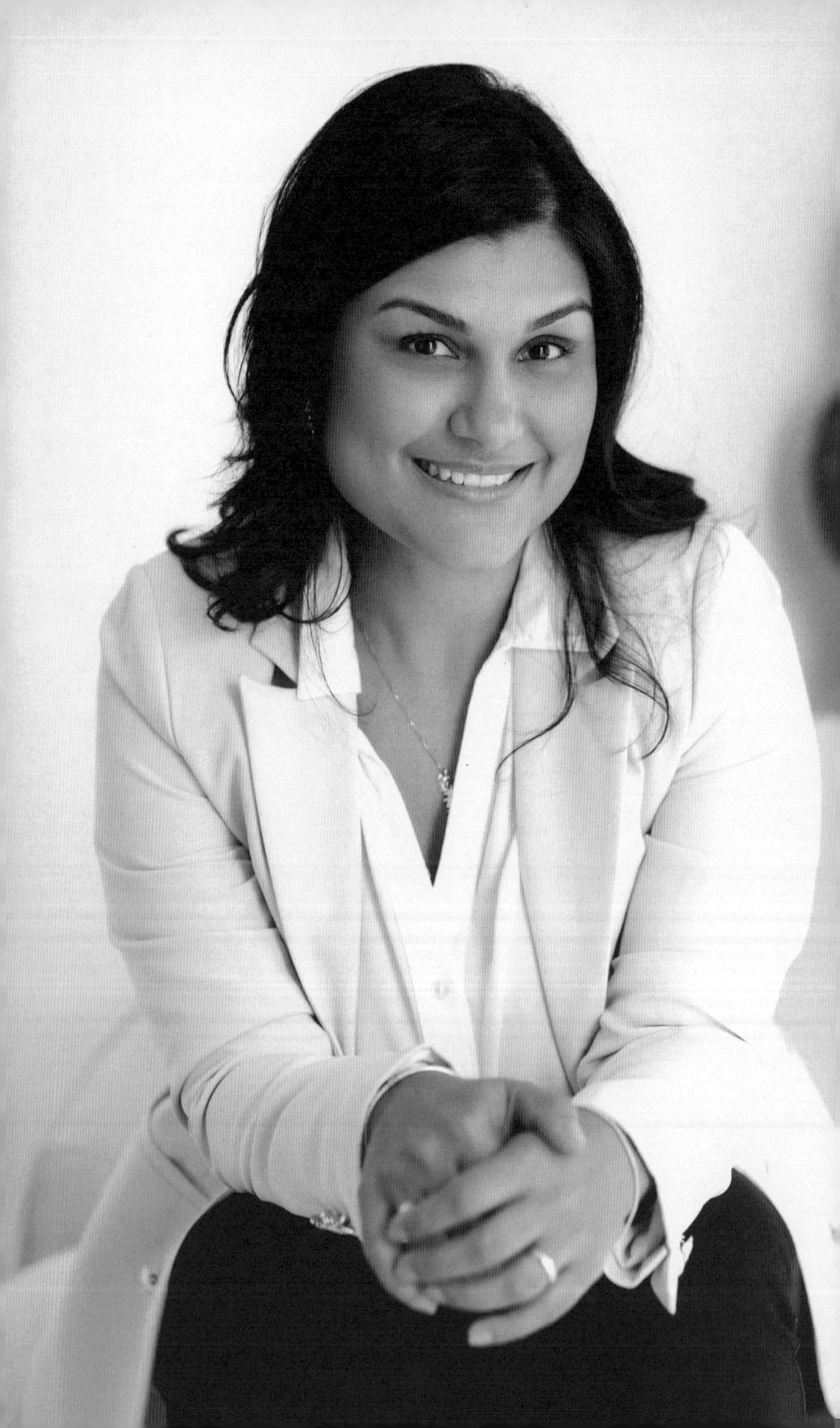

Karênina Silveira

Sou Karênina Silveira, residente em Brasília/DF, casada e mãe de duas filhas. Minha formação inicial foi em Relações Internacionais, com pós-graduação pela Universidade de Brasília (UNB) e CBA em Gestão de Negócios pelo Instituto Brasileiro de Mercado de Capitais (IBMEC). Atualmente, estou na fase final do curso de Direito, que iniciei com um propósito claro: buscar direitos para outras mães. Fui a primeira mulher no Brasil a conquistar judicialmente o direito de assistir aulas remotamente, por ser lactante, em um curso de Direito, o que transformou minha visão sobre o sistema educacional.

Hoje, atuo como ativista pelos direitos da maternidade atípica e sou idealizadora de um projeto dedicado a essa causa. Luto contra o preconceito em relação à maternidade e busco disseminar o conhecimento sobre os direitos das mulheres, para que mais pessoas se conscientizem e se empoderem.

karenina.silveira

+55 (61) 99667-6182

Maternar

Gerar, gestar, parir e cuidar

A Constituição Federal não é para todos 18

Por Karênina Silveira

A gravidez é uma condição única e específica do corpo feminino, um papel exclusivo da mulher, e isso nunca irá mudar. Uma gravidez desejada é uma realização pessoal; por outro lado, existe também a gravidez indesejada: a não planejada, que mexe com toda a estrutura familiar, vem em uma idade inapropriada ou em várias outras circunstâncias. Na maior parte das vezes, mesmo numa gravidez indesejada, a mulher transforma suas emoções a partir do momento em que escuta o som do coração do bebê e quando sente seus primeiros movimentos dentro do útero. O coração é o som da vida.

No entanto, apesar de todas as boas surpresas que uma gestação oferece, ao longo do tempo começamos a perceber que as dificuldades não são apenas aquelas intrínsecas à gravidez; a mulher começa a perceber que ela já não cabe mais na sociedade como antes, as limitações impostas a uma mãe chegam a ser inconstitucionais e discriminatórias. As dificuldades são inúmeras, impossível enumerá-las aqui.

A Constituição Federal de 1988 é uma das mais avançadas do mundo em termos de direitos sociais, transmitindo a ideia de segurança jurídica e garantia de direitos. Na teoria, o Estado deveria atuar como mantenedor da ordem e garantidor dos direitos. Todavia, a realidade demonstra que a efetivação dessas garantias nem sempre acompanha o que está previsto no texto constitucional. A realidade que trato aqui é sobre a efetivação, execução e manutenção da proteção à maternidade e à infância, tal como consta no artigo 6º da nossa Constituição, em relação aos direitos sociais.

Quando falamos sobre maternidade, automaticamente as pessoas a relacionam ao aspecto feminino, à mulher. No entanto, quando se fala de maternidade, discute-se também nascimento, transformação, renúncias, recomeço e, por que não, paternidade. Eu me questiono sobre as razões de não haver previsão de proteção à paternidade como um direito social, afinal, a família é formada por meio de dois seres humanos, igualmente responsáveis pelos filhos. Mas não falo aqui de responsabilidade, falo de cuidado e atenção.

Em relação à proteção à maternidade e à infância (sempre juntas, pois é impossível dissociá-las), uma das realidades mais complexas é a licença-maternidade, alcançada em 1943, quando surgiu a Consolidação das Leis do Trabalho (CLT). *A priori*, a licença era de 84 dias e, após a Constituição de 1988, passou para 120 dias. No entanto, de acordo com a Organização Mundial da Saúde (OMS), o aleitamento materno deveria ser de, no mínimo, seis meses, ou seja, as contas não batem. Embora existam leis que garantam o direito à amamentação, na maior parte das vezes ele não é executável em função da realidade dos fatos, e aqui me refiro à rotina materna *versus* a profissional. Muitas empresas ainda mantêm a licença-maternidade de 120 dias, outras já passaram a optar por 180 dias. Estamos caminhando em direção à evolução a passos lentíssimos.

Agora, mudando um pouco o raciocínio, mas mantendo o objetivo do texto, em relação a direitos e igualdade de acesso também há que se questionar o acesso e permanência na educação. Uma mulher gestante e lactante não tem direito à licença-maternidade no ambiente acadêmico. O que temos é uma lei arcaica, de 1973, que instituiu o chamado Regime Especial de Frequência (REF), e que as instituições de ensino usam como se fosse licença-maternidade, mas ela nunca foi e nunca será o que nós precisamos. O REF abrange todo e qualquer estudante que se enquadre nas exigências da regulamentação; ele não foi elaborado para que as mulheres pudessem de fato continuar estudando com qualidade e isonomia. Percebe-se esse fato quando nos damos conta de que são raras as instituições de ensino com instalações físicas adaptadas para uma aluna gestante e lactante, e também não existe preparo algum dos docentes para tratar uma aluna nessas condições; somos um público esquecido. Em uma entrevista a um jornal de grande circulação, afirmei: "Se a faculdade não é um local a que eu possa ir com minha bebê, que depende de mim para mamar, a faculdade não é um local de mãe. Se não é um local de mãe, não é um local para mulheres".

Essa fala é referente a uma situação que vivi em 2023, dentro de uma universidade privada.

Apesar de toda dificuldade que nos é naturalmente imposta pela maternidade, é preciso reconhecer que é um momento passageiro, mas solitário e incompreendido (os cinco primeiros anos são os mais intensos e caóticos!). A dor da maternidade não pode sair de dentro do nosso quarto, pois a sociedade, impiedosa, não está pronta para receber uma mulher após o nascimento de seu bebê. Em decorrência das necessidades geradas por emergências, quem estará apto a contribuir com uma mulher que é mãe e profissional? Tudo esbarra na ausência de lei. Vamos imaginar que uma mãe voltou recentemente da licença-maternidade, mas precisa acompanhar seu bebê de seis meses em sessões de fisioterapia diária porque a criança nasceu com um problema em uma das pernas. Ela solicita um regime diferenciado de trabalho para poder conciliar os dois compromissos; porém, esse direito lhe é negado, pois não existe norma que regulamente tal solicitação.

Na contramão do que é defendido pelas instituições em geral (quando não se pode contar com o bom senso e espírito de coletividade), cito a renomada advogada e jurista Maria Berenice Dias (2023): "Ausência de lei não quer dizer ausência de direito, nem impede que se extraiam efeitos jurídicos de determinada situação fática".

A maternidade não cabe na sociedade ou a sociedade não se amolda à maternidade? Os legisladores e os amantes da pátria insistem em dizer que existe proteção à maternidade e à infância, mas onde começa e onde termina essa proteção? Quando a mulher pode pleitear essa proteção, existe uma idade mínima e máxima da criança?

Uma fala recorrente da sociedade é que quem quer ter filho tem que se preparar para tal; mas geralmente quem defende essa fala não tem filhos ou, se tem, é uma mãe ou um pai ausente ou, ainda, tem uma robusta rede de apoio. A verdade é que muitas vezes precisamos esconder nossos filhos para nos encaixarmos na sociedade. Isso é muito real quando o assunto é carreira profissional, e o desafio já começa na entrevista de emprego.

Vivemos em uma sociedade impiedosa, preconceituosa e alienada, que vive baseada no modelo norte-americano de produção. Nos Estados Unidos não existe licença-maternidade, tampouco outros direitos que estabeleçam acesso prioritário para gestantes e mães com crianças de colo. "Tratar os desiguais na medida de suas desigualdades" é um princípio que significa que pessoas em situações diferentes devem ser tratadas de forma desigual; o filósofo grego Aristóteles enunciou esse princípio na sua obra *Ética a Nicômaco* (ARISTÓTELES, 2013). O princípio da igualdade impõe que os poderes públicos tratem todos os seres humanos de forma igual perante a lei. No entanto, é possível fazer diferenciações de tratamento entre pessoas quando existem especificidades relevantes que careçam de proteção. Uma mulher gestante não deve ser tratada como os demais, é um ser humano em um contexto especial e requer cuidados diferenciados; não apenas cuidados no que concerne à acessibilidade. Apesar de a gravidez ser uma condição naturalística, ela envolve diversos fatores que vão muito além da biologia: trata-se de um processo complexo que exige atenção à saúde física, emocional e social da mulher. O pré-natal não é apenas para o acompanhamento da saúde do bebê, é também para a boa manutenção e preservação da vida de quem gesta.

A Constituição Federal de 1988, em seu artigo 227, versa sobre o dever da família, da sociedade e do Estado de assegurar à criança, ao adolescente e ao jovem alguns direitos, como dignidade, respeito, convivência familiar e comunitária, e segurança. Constata-se que a Constituição sempre menciona que a família, Estado e sociedade devem atuar juntos. O objetivo era ser uma tríade, mas o que temos na realidade são famílias "solo".

No entanto, não temos apenas as famílias solo, aqueles órfãos de Estado e sociedade, temos também as mães solo e as mães atípicas solo em situação de vulnerabilidade. Essas últimas são as mais invisíveis, incompreendidas e ignoradas pela Constituição, Estado e pela sociedade, a comprovação de que a Constituição Federal não é para todos. Ter acesso aos direitos básicos sendo mãe atípica é árduo, e as dificuldades começam nas filas: fila do leite, fila por vaga escolar, fila por um leito na Unidade de Tratamento Intensivo (UTI), fila da marcação de consultas, da lista de espera por terapias específicas ou simplesmente na fila de um ponto de ônibus, onde sequer existe condição de acesso para um cadeirante.

Mães são excluídas de diversos ambientes e circunstâncias. Apesar de a maternidade ser algo natural e necessário para a espécie humana, o sistema reafirma diariamente como é incapaz de tolerar e apoiar mulheres que exercem a maternidade; a criança é sempre problema dos pais, e a sociedade nada tem a ver com isso. Vivemos em uma sociedade onde crianças não se encaixam em lugar nenhum.

Conhecer a realidade da maternidade revelou uma verdade dura: a Constituição não assegura inclusão e acesso real aos direitos fundamentais. Mães frequentemente são invisibilizadas, e a maternidade, em muitos casos, torna-se uma jornada solitária, permeada por desafios que deveriam ser coletivos, mas acabam recaindo exclusivamente sobre os ombros da mulher. Esse cenário aprofunda o sentimento de exclusão, deixando claro que as estruturas sociais e legais ainda falham em acolher e apoiar plenamente todas as mães, principalmente aquelas que carecem de rede de apoio. A maternidade precisa ser, de fato, incluída na Constituição exteriorizada; se o nascimento é o início de uma vida e uma promessa de futuro, a maternidade deveria ser a atividade mais bem remunerada da história. Se pararmos de gerar vidas, o mundo para de existir.

Reconhecer a maternidade como um pilar fundamental da estrutura social é garantir que mães tenham suporte real, digno e proporcional à importância de sua missão. A Constituição deveria ser para todos e todas.

Bibliografia

ARISTÓTELES. *Ética a Nicômaco*. São Paulo: Martin Claret, 2013.

DIAS, M. B. *Manual de Direito das Famílias*. Salvador: Editora JusPodivm, 2023.

DUTRA, F. Justiça garante a aluna lactante acesso a aulas remotas de Direito. *Portal Metrópoles*. Disponível em: https://www.metropoles.com/distrito-federal/justica-garante-a-aluna-lactante-acesso-a-aulas-remotas-de-direito-video. Acesso em: 7 abr. 2025.

WORLD HEALTH ORGANIZATION. *Exclusively breastfeed for 6 months*. Disponível em: https://www.emro.who.int/nutrition/breastfeeding/exclusively-breastfeed-for-6-months.html. Acesso em: 7 abr. 2025.

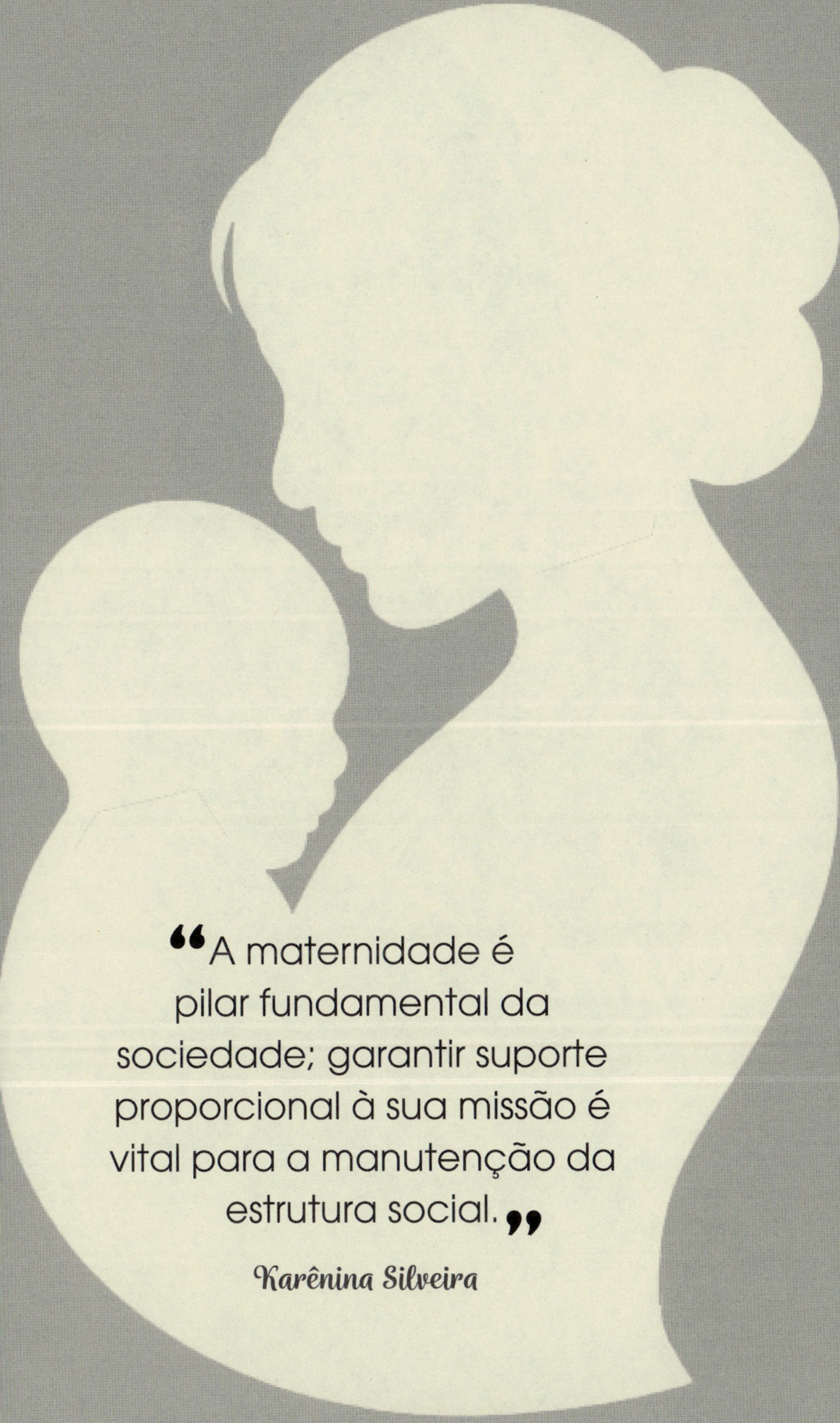
"A maternidade é
pilar fundamental da
sociedade; garantir suporte
proporcional à sua missão é
vital para a manutenção da
estrutura social."
Karênina Silveira

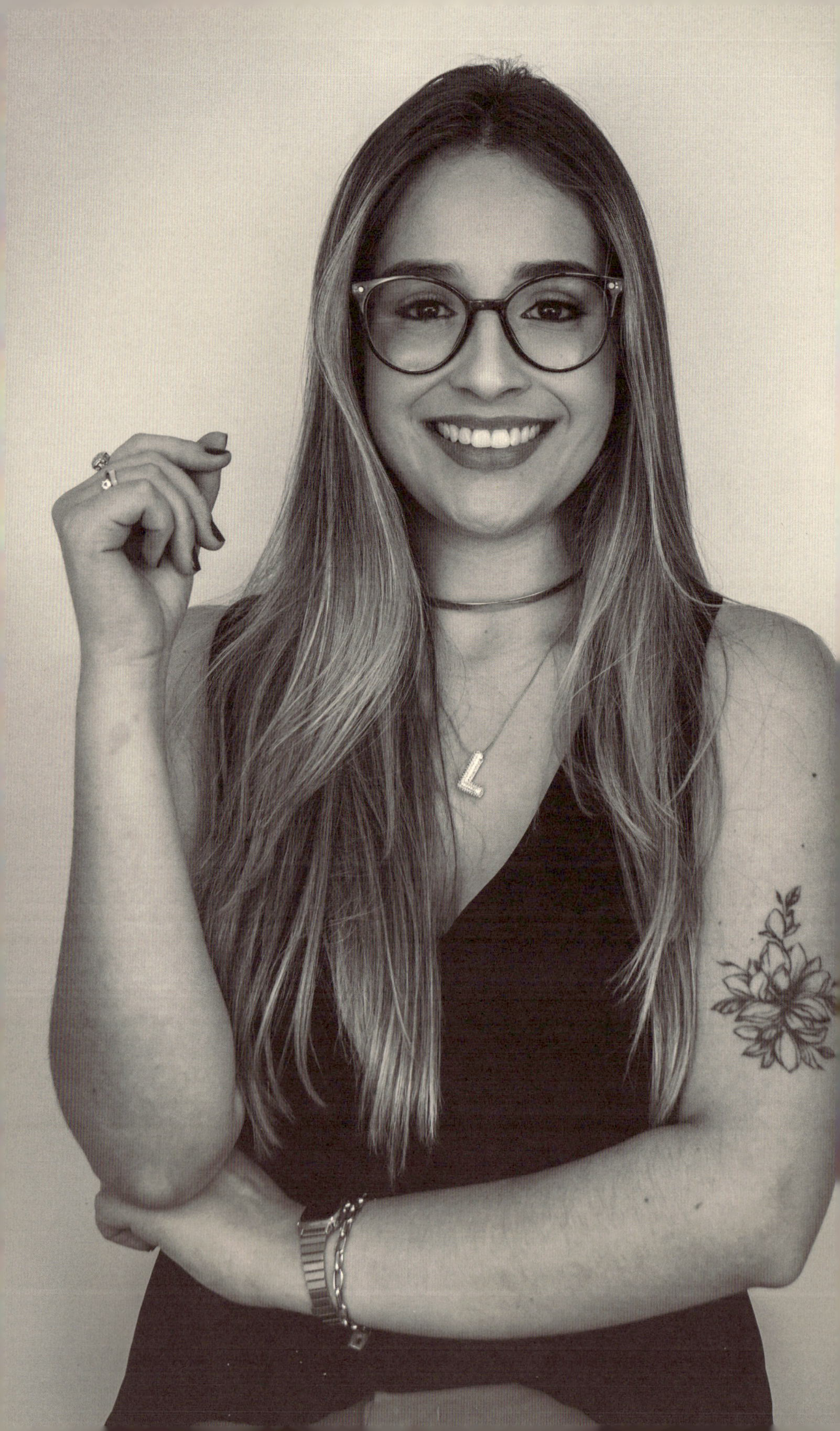

Letícia Martini

Sou Letícia Martini, natural de São Paulo, e resido em Jundiaí/SP. Sou psicóloga e neuropsicóloga, pós-graduada em Análise do Comportamento Aplicada ao autismo e à deficiência intelectual.

Atuo com crianças e adolescentes neuroatípicas e neurotípicas há cinco anos. Realizo avaliações neuropsicológicas e comportamentais, orientações parentais e supervisão de casos.

Minha paixão pelo desenvolvimento infantil teve início nos primeiros anos de faculdade, quando realizei a minha pesquisa de iniciação científica sobre inclusão escolar em uma escola municipal de São Paulo. Desde então, sigo buscando melhorias e lutando diariamente pelos meus grandes e incríveis pacientes.

psico.leticiamartini

+55 (11) 97362-0206

leticiamartinisilva.88@gmail.com

psico.leticiamartini

Maternar

Gerar, gestar, parir e cuidar

Intervenção precoce no desenvolvimento infantil

19

Por Letícia Martini

Desenvolvimento infantil

Quando pensamos em desenvolvimento infantil, é possível associá-lo aos marcos do desenvolvimento de cada idade. É por meio desses marcos que podemos nos embasar no crescimento e na evolução das crianças.

Os marcos do desenvolvimento infantil são habilidades e comportamentos esperados dentro de cada faixa etária, e servem para auxiliar pais e profissionais a analisar o que a criança alcançou e o que ainda precisa ser estimulado.

Seguem alguns marcos do desenvolvimento infantil:

Idade	Habilidades e comportamentos
0 a 1 mês	Reage ao som, ergue a cabeça e observa um rosto.
1 a 2 meses	Emite sorrisos sociais e sons, e segura objetos.
2 a 4 meses	Responde ativamente ao contato visual, solta gargalhadas e, quando está de bruços, consegue erguer a cabeça, apoiando-se.
4 a 6 meses	Localiza o som, leva itens à boca e busca por objetos.
6 a 9 meses	Senta-se sem apoio, duplica sílabas e brinca de esconde-achou.
9 a 12 meses	Imita gestos, anda com apoio e segura objetos em forma de pinça.

12 a 15 meses	Diz algumas palavras, anda sem apoio e mostra os itens ao adulto.
15 a 18 meses	Anda para trás, fala mais palavras e usa colher/garfo.
18 a 24 meses	Tira a própria roupa, constrói torre de blocos e aponta para figuras.
24 a 30 meses	Pula com ambos os pés, forma frases curtas e veste-se com suporte.
30 a 36 meses	Reconhece ações, emite frases completas e brinca de faz de conta.

Em muitos casos, escutamos a famosa frase “Cada criança tem seu tempo”, como forma de tranquilizar os responsáveis por marcos ainda não alcançados. Porém, é importante prestarmos atenção, pois os marcos exibem informações importantes sobre o desenvolvimento da criança.

A importância da disseminação do conhecimento referente aos marcos do desenvolvimento infantil deve-se também ao fato de que nem todas as crianças corresponderão a esses marcos e, portanto, é necessário que pais, profissionais e a escola que as acompanham estejam alertas, pois o olhar atento, nesse caso, fará toda a diferença na vida da criança.

Ao nos depararmos com uma criança com possíveis atrasos — por exemplo, não emitir sons/fala, não realizar gestos e expressões, não explorar o ambiente em que vive, não responder quando chamada, entre outros —, é importante que a família procure por ajuda especializada, como de neuropediatras, psicólogos e fonoaudiólogos, para que receba o suporte necessário.

No entanto, há muitos casos em que a procura pelo especialista e a intervenção necessária não ocorrem. Assim, intervenções estarão sendo desperdiçadas e, dependendo do caso, ocorrerão lacunas maiores.

Em contrapartida, observamos famílias que procuram por suporte profissional assim que observam algum comportamento ou habilidade não adquiridos. A partir desse momento, daremos início ao processo que chamamos de avaliação do desenvolvimento e intervenção precoce.

Intervenção precoce

A avaliação do desenvolvimento apresenta finalidade diagnóstica para orientar os pais e profissionais sobre qual caminho seguir, e é aplicada em crianças em que já se observaram sinais de alerta, como fatores biológicos — intercorrências na gestação, complicações durante o parto, prematuridade, longas internações pós-natal, predisposição genética, entre outros — e fatores ambientais — fragilidade nos vínculos familiares, falta de oportunidades, escolaridade, entre outros. Após a avaliação, seguimos para o planejamento da intervenção precoce.

A intervenção precoce é um processo multidisciplinar, utilizado para favorecer o desenvolvimento das crianças com risco de atrasos ou desvios, desde seu nascimento até os três anos de idade. A prática do serviço é individualizada e também focada na família, atendendo à necessidade de todos os familiares e acolhendo-os em todos os momentos durante o processo.

Os pais notam a importância da intervenção, colaboram durante todo o processo e estimulam a criança em outros ambientes, favorecendo o pleno desenvolvimento de seus filhos e tornando-os mais autoconfiantes. Assim que os pais conseguem notar a evolução de suas crianças, é notória a evolução do caso como um todo.

Diante do exposto, a intervenção precoce em possíveis atrasos proporciona à criança desenvolver seu potencial, e é significativa para a plasticidade cerebral. Costumo dizer aos pais dos meus pacientes que, independentemente de um possível diagnóstico, o importante é iniciar com a intervenção adequada no momento em que o atraso é observado e avaliado.

Neuroplasticidade

A neuroplasticidade, plasticidade cerebral ou plasticidade neuronal é definida como a habilidade que o cérebro tem de se transformar e se adaptar a novas vivências e aprendizagens. Esse fenômeno cerebral ocorre ao longo de toda a vida; porém, de acordo com a Neurociência, conforme o desenvolvimento ontogenético, o cérebro é mais plástico no início da vida e vai se transformando durante o crescimento do indivíduo, ou seja, a neuroplasticidade vai diminuindo à medida que o ser humano envelhece.

Ainda que, por exemplo, aprender um novo idioma seja mais fácil para uma criança do que para um adulto, o cérebro pode se modificar, química e fisicamente, conforme os estímulos que esse órgão recebe. Isso será possível durante toda a vida, mas o processo se torna mais vagaroso na idade adulta.

A grande importância da intervenção precoce se dá também por causa da plasticidade cerebral. Ao longo do desenvolvimento, há períodos que chamamos de "janelas de oportunidades", em que a estimulação trará respostas maiores e mais importantes para a evolução, como na fase inicial da vida, quando dizemos que o cérebro está cheio de novas conexões e pronto para receber novas aprendizagens.

Com isso, é possível que, com um trabalho multidisciplinar envolvendo a família, a escola e terapias, a criança que apresenta possível atraso no desenvolvimento e na neuroplasticidade acentuada nessa fase seja capaz de aumentar sua funcionalidade e, consequentemente, melhorar sua qualidade de vida.

Quem cuida de quem cuida?

O objetivo deste capítulo foi trazer um alerta aos pais para os possíveis atrasos no desenvolvimento de seus filhos, com base nos marcos do desenvolvimento infantil.

Embora atualmente o assunto seja de fácil acesso via *websites*, o que é muito positivo, pois possibilita cada vez mais conhecimento sobre o desenvolvimento infantil, nota-se que muitos dos livros sobre o tema são bastante técnicos. Por isso, identifiquei a necessidade de trazer neste livro uma linguagem mais acessível para as famílias.

No consultório, quando avalio crianças com atrasos no desenvolvimento, a devolutiva da avaliação para os pais normalmente é um momento de angústia e medo, pois eles aguardam a resposta de uma possível hipótese diagnóstica, normalmente vinculada a algum transtorno do neurodesenvolvimento, como Transtorno do Espectro Autista (TEA), Transtorno Global do Desenvolvimento (TGD), possível Transtorno de Linguagem e, consequentemente, o encaminhamento para a fonoaudióloga e outras terapias necessárias.

Após a avaliação, volto meu olhar para o acolhimento dessas famílias. Para algumas mães e pais que entram em sofrimento e passam por processos de luto ao receber o diagnóstico, é um dos momentos mais marcantes na clínica e, ao mesmo tempo, um recomeço, uma nova jornada familiar.

Em muitos momentos, durante o processo de intervenção, a família fixa o olhar somente na criança e em seu desenvolvimento, e fazem um ótimo trabalho com a equipe multidisciplinar, mas deixam de olhar para si mesmos, e adoecem ao longo das intervenções.

Portanto, é importante atentar e resgatar a si mesmo, sua autoestima e tempo livre, e retomar a saúde mental, que é essencial. Quando você cuida de si mesmo(a), você também cuida dos seus filhos.

Bibliografia

ROGERS, S. J.; DAWSON, G.; VISMARA, L. A. *Autismo*: compreender e agir em família. Lisboa: Lidel, 2015.

ROGERS, S. J.; DAWSON, G. *Intervenção precoce em crianças com autismo*. Lisboa: Lidel, 2014.

SOCIEDADE BRASILEIRA DE PEDIATRIA. *Cartilha de desenvolvimento: 2 meses a 5 anos*. Disponível em: https://www.sbp.com.br/fileadmin/user_upload/_24327e-Cartilha_de_Desenvolvimento-2m-5anos_compressed.pdf. Acesso em: 15 fev. 2025.

“O ingrediente mais importante para um cérebro saudável é o amor.”

Letícia Martini

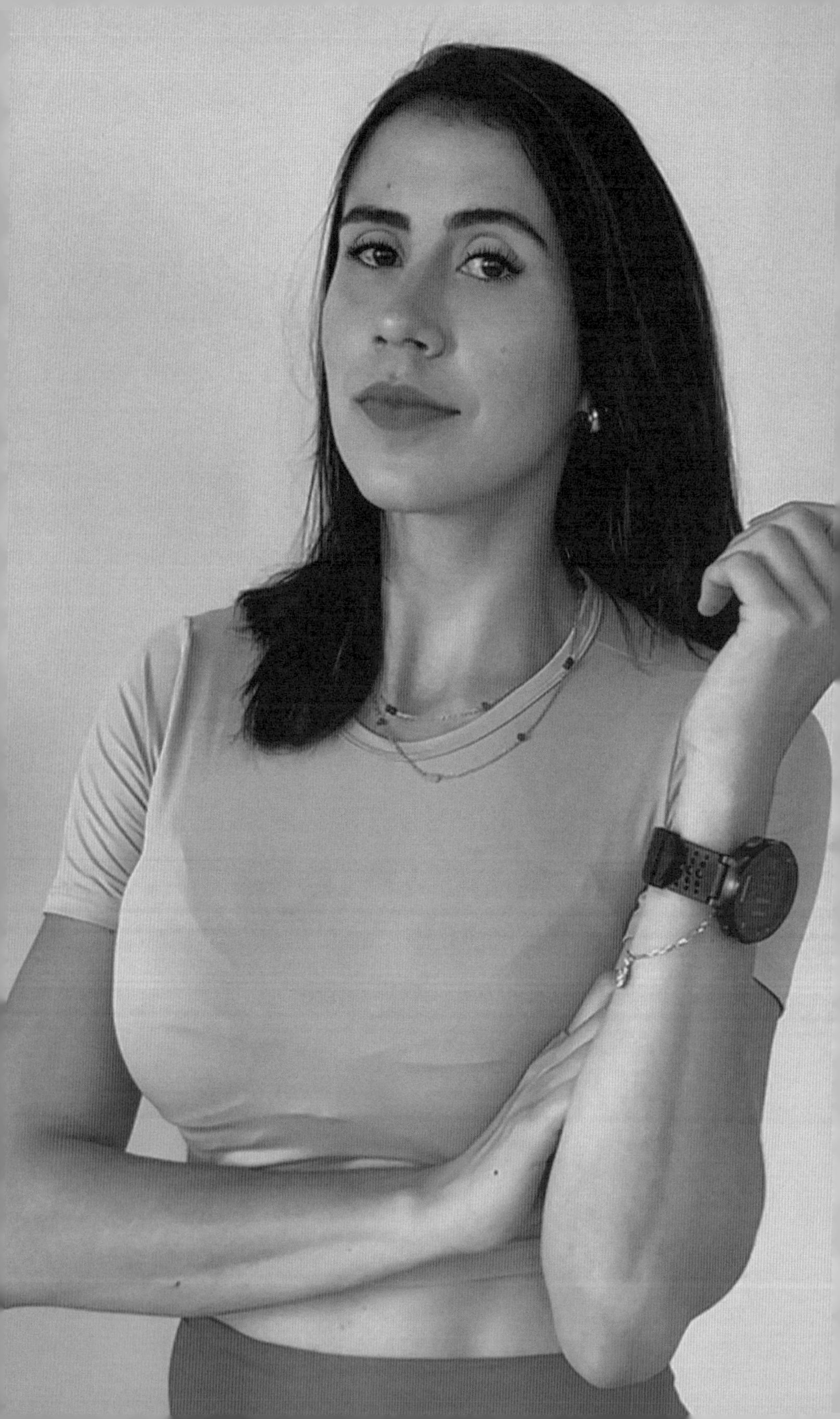

Ludmila Amaral

Meu nome é Ludmila Amaral, e minha maior transformação veio ao superar a depressão. Foi nesse processo que percebi algo poderoso: a verdadeira mudança vem de dentro — é individual, muitas vezes solitária, mas transformadora.

Sou profissional de Educação Física, formada pela Universidade do Estado de Minas Gerais (UEMG), pós-graduada em Exercícios para Gestantes e Pós-Parto, pós-graduanda em Neurociência do Comportamento e certificada em Prática Baseada em Evidências. Fui ginasta e aprendi desde cedo sobre disciplina e evolução.

Minha identidade, fé e sabedoria estão em Cristo Jesus. Hoje, auxilio mulheres na saúde reprodutiva pela GestantiMomClub.

Trago ciência e emoção para mostrar o que ninguém conta sobre exercício, maternidade e identidade.

gestantimomclub

+55 (31) 99888-5137

gestantimomclub

Maternar

Gerar, gestar, parir e cuidar

Exercício e Neurociência no maternar

20

Por Ludmila Amaral

Ela olhou no espelho e se perguntou: "Quem sou eu agora?". O corpo era o mesmo, mas tudo parecia diferente. O que antes fazia sentido agora parecia distante. Será que alguma mãe já se sentiu assim?

O estigma acerca das transformações geradas após uma gestação é um problema, porque impede que muitas mulheres que se sentem cansadas, tristes, inseguras, incapazes ou que enfrentam a depressão pós-parto procurem ajuda. Isso significa que muitas acabam não recebendo o suporte adequado para atravessar esse período de mudanças.

A maternidade altera não só a rotina, mas também o cérebro, o corpo e as emoções da mulher. Essas mudanças são naturais, mas compreendê-las e agir sobre elas pode facilitar essa transição.

Não é incomum que mães abram mão de tudo por um filho e, ao mesmo tempo, sintam culpa por quererem algo para si. Antes da maternidade, muitas defendiam o autocuidado, mas, de repente, veem-se presas em um ciclo de culpa: por não terem tempo para si, para o parceiro, para a casa, para a carreira.

Se priorizam o autocuidado, são julgadas. Se não se cuidam, são julgadas também. Então, qual o caminho? Existe equilíbrio na maternidade?

A verdade é que o desafio não está apenas nas fases da maternidade, mas no que cada fase exige. Sempre há algo por fazer, um pedido de colo, uma noite mal dormida. O tempo nunca será "perfeito" para olhar para si. A grande virada acontece quando a mãe entende que não se trata de esperar um momento ideal, mas de construir uma nova dinâmica — na qual ela também tenha espaço.

Quando falamos de espaço, falamos de identidade. O corpo muda, e o cérebro também. Muitas mães sentem o impacto da estética, mas a verdade é que não há como ter o mesmo corpo de antes. Esse corpo foi morada, criação, portal de vida. Como poderia ser o mesmo?

O exercício no pós-parto vai muito além da estética. Ele é um resgate — físico, emocional e até espiritual. Muitas mulheres descrevem a gestação e o parto como o auge do poder feminino, mas tantas não se sentem poderosas ao maternar. Por quê? Será a cobrança externa? Ou a interna?

Movimento é autocuidado: o exercício pode ser meu melhor amigo

Seu sistema nervoso se reorganiza para atender às novas demandas: responder ao choro do bebê, aprender a amamentar, interpretar sinais de sono e fome, lidar com noites interrompidas e ainda manter o equilíbrio entre cuidar do filho e de si mesma. Tudo isso exige energia, resiliência e um cérebro altamente adaptável.

Esse processo é resultado da neuroplasticidade, ou seja, a capacidade do cérebro de se adaptar a novas experiências. E o exercício físico é um dos maiores estimuladores desse processo.

Muitas mulheres relatam que, após o parto, sentem que perderam um pedaço de si mesmas. O exercício físico pode ser um ritual de reconexão, um momento para lembrar que você continua sendo você, além de mãe. Ele ainda tem poder de:

- reforçar sua autoestima e identidade ao trazer pequenas vitórias diárias no treino;
- gerar disciplina e sensação de controle, algo essencial em meio à rotina imprevisível da maternidade;
- melhorar a relação com o corpo, ressignificando as mudanças físicas e fortalecendo a autoconfiança.

O cérebro aprende por repetição. Cada treino é um lembrete biológico e psicológico de que cuidar de si também faz parte de cuidar do seu filho.

Inicialmente, o exercício pode trazer alguns efeitos fisiológicos e agudos (imediatos).

- Melhora o sono, mesmo com poucas horas disponíveis: no pós-parto, o sono fica fragmentado, porque o cérebro da mãe permanece em estado de alerta para atender ao bebê. Isso pode reduzir a qualidade do descanso e aumentar a sensação de exaustão. O exercício estimula a liberação de serotonina e melatonina, regulando seu ciclo circadiano e ajudando seu corpo a aproveitar melhor o tempo que tem para dormir.

- Diminui a apatia e o risco de depressão pós-parto: a maternidade traz momentos de alegria, mas também pode gerar uma sensação de desconexão com quem você era antes. Algumas mulheres sentem que perderam o brilho, a motivação e até a vontade de fazer coisas simples. O exercício aumenta a produção de dopamina, serotonina e endocanabinoides, que são neurotransmissores ligados à sensação de bem-estar, prazer e equilíbrio emocional.

- Aumenta sua energia e disposição diária: se você sente que mal tem forças para se levantar do sofá, saiba que isso não é só por causa da privação de sono — seu sistema nervoso está tentando economizar energia porque entende que você está sob alta demanda. Treinar ativa o eixo hipotálamo-hipófise-adrenal, otimizando a resposta ao estresse e trazendo mais vitalidade ao longo do dia.

- Reduz a sobrecarga mental e melhora o foco: a vida da mãe é cheia de estímulos e preocupações. Esse estado de alerta constante pode sobrecarregar o cérebro, deixando você mais esquecida, ansiosa ou com dificuldades para tomar decisões. A prática regular de exercícios estimula a neuroplasticidade, ajudando o cérebro a reorganizar circuitos importantes para memória, concentração e regulação emocional.

Todas essas afirmações são corroboradas pela atual Diretriz Canadense de 2025: "A atividade física regular no pós-parto melhora a qualidade do sono e reduz sintomas de ansiedade e depressão, ajudando as mães a se sentirem mais equilibradas emocionalmente".

Uma das minhas alunas expressou isso de forma muito clara: "O exercício na maternidade faz bem para o corpo e ajuda na recuperação pós-parto. Mas, para mim, o maior benefício é para a mente. A atividade física é um momento meu, em que me sinto motivada e leve, e volto mais disposta e animada para cuidar da minha filhinha!" — Daniela Camelo, 35 anos, mãe da Julinha.

Como integrar o exercício na nova rotina?

Quem sabe se não foi para este
tempo que você chegou aqui?
(Ester 4:14)

Talvez, como Ester, você tenha nascido para um momento como este. Vamos então nos posicionar de forma estratégica, entendendo se há um tipo de exercício, tempo e intensidade ideal?

Trarei agora um guia prático para ajudá-la a construir hábitos que funcionem na sua rotina e tragam mais energia, leveza e equilíbrio. Vamos juntas? A nova Diretriz Canadense de 2025 para Atividade Física, Comportamento Sedentário e Sono Durante o Primeiro Ano Pós-parto recomenda que todas as mulheres, incluindo as que estão no pós-parto e sem contraindicações, devem ser fisicamente ativas para que colham benefícios clinicamente significativos, como o de prevenir e reduzir sintomas depressivos.

Sobre as mulheres que têm alguma contraindicação à prática de exercícios físicos, é importante que recebam orientação médica sobre iniciar ou continuar a prática de atividade física de ritmo moderado a intenso. Dependendo da condição dessas mulheres, podem ser necessárias adaptações até que as condições médicas sejam resolvidas. As novas diretrizes de 2025 também recomendam 120 minutos semanais de atividade física no pós-parto, podendo ser distribuídos ao longo do dia e durante a semana, por exemplo, quatro vezes na semana. Isso significa que até mesmo pequenas pausas para se movimentar já podem fazer diferença.

O tipo de exercício a ser feito é aquele que mais lhe agrada, pois o estudo confirma os dados com uma variedade de exercícios praticados, como aeróbicos, treinamento de resistência, ioga e outros.

Ademais, pesquisas recentes apontam que iniciar a prática de atividade física de intensidade moderada a vigorosa (AFMV) nas primeiras doze semanas após o parto pode ter impacto significativo na redução dos sintomas depressivos, com um efeito ainda maior do que quando iniciada mais tarde. Como esse período tende a ser um momento de maior vulnerabilidade emocional, é essencial que as mulheres recebam suporte adequado — seja por meio de cuidados infantis, recuperação e apoio emocional — para reduzir as barreiras à prática de exercícios e fortalecer sua saúde mental. As orientações ainda recomendam cuidados com o sono e a redução do comportamento sedentário. Para uma melhor higiene do sono, é ideal diminuir o tempo de tela antes de dormir, criar um ambiente tranquilo com iluminação mais amena (luzes amarelas) ou no escuro, e estabelecer uma rotina relaxante (uma leitura mais divertida e prazerosa). Além disso, orienta-se limitar o tempo total de comportamento sedentário a, no máximo, 8 horas por dia, sendo até 3 horas dedicadas ao uso de telas. Sempre que possível, é importante fazer pausas para se movimentar e evitar longos períodos inativos.

Minutos que transformam!

Eu sei que a rotina mudou e que encaixar o exercício parece impossível. Mas a boa notícia? Pequenos momentos de movimento já fazem diferença! Enquanto o bebê cochila ou você balança o carrinho, dá para alongar, caminhar dentro de casa ou fazer um exercício rápido de fortalecimento.

Se "treinar" parece demais, comece pequeno: vinte minutinhos por dia, seis vezes na semana, já somam os 120 minutos recomendados para mais disposição e menos estresse. O que faz mais sentido: separar uma hora duas vezes na semana (e passar os outros dias parada) ou distribuir o movimento ao longo da rotina?

O exercício não precisa ser um peso. Se você teve experiências ruins antes, dê uma nova chance a si mesma. Pequenas doses ao longo do dia já trazem benefícios.

E lembre-se: sua jornada é única. Não se compare com outra mãe — vá no seu ritmo e progrida no seu tempo.

Que tal experimentar pequenas mudanças e sentir os efeitos positivos?

Tenho um presente para você! Clique no QR Code do Instagram, preencha um pequeno formulário na bio e receba o seu!

GESTANTIMOMCLUB

Bibliografia

BÍBLIA SAGRADA. Nova Versão Internacional (NVI). Rio de Janeiro: Thomas Nelson Brasil, 2017.

DAVENPORT, M. *et al.* 2025 Canadian guideline for physical activity, sedentary behavior and sleep throughout the first year post partum. *British Journal of Sports Medicine*, Londres, ed. 25, p. 515-526. Disponível em: https://bjsm.bmj.com/content/59/8/515. Acesso em: 08 abr. 2025.

> "A maternidade começa no seu próprio cuidado. Ela não apaga você, ela a transforma."

Ludmila Amaral

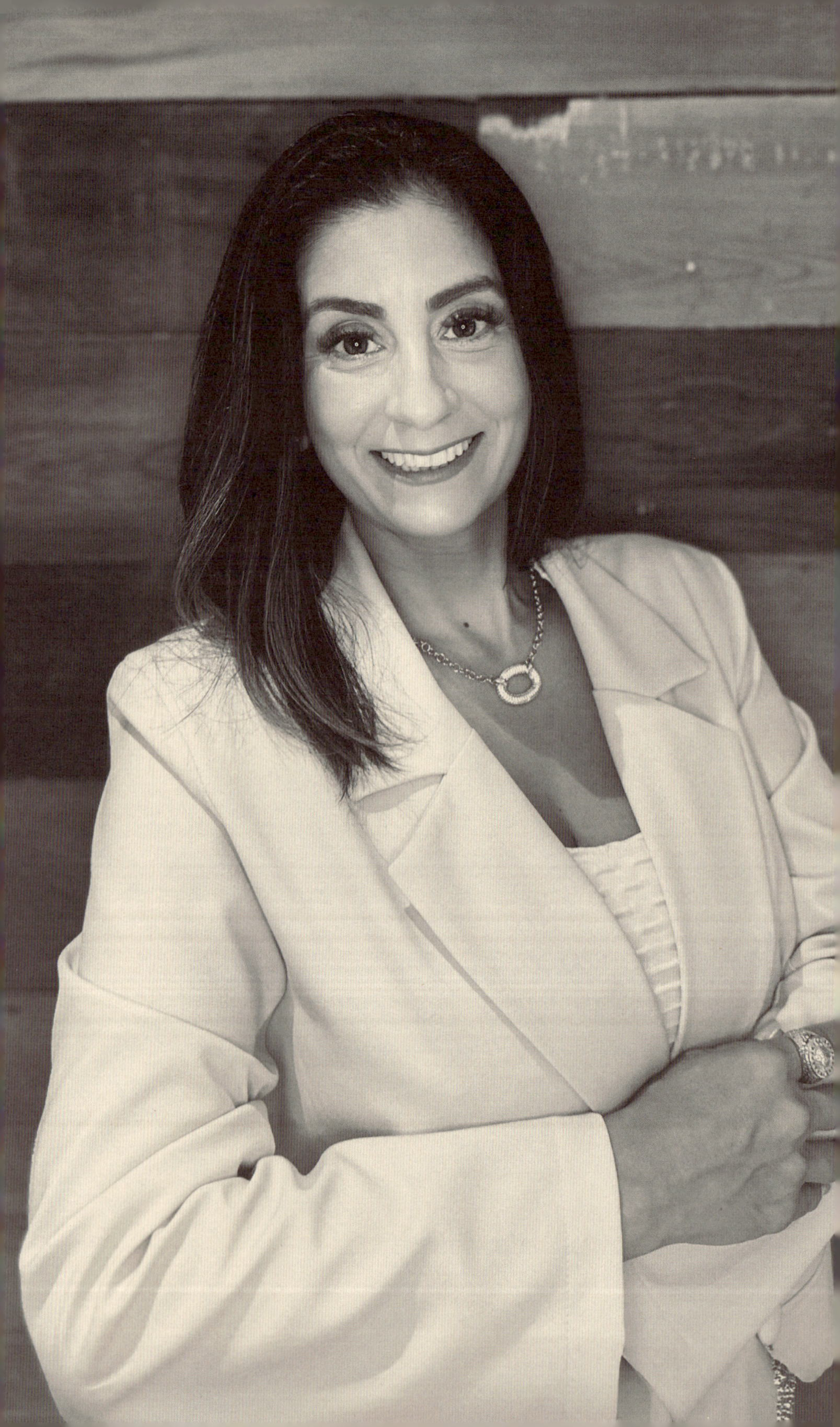

Mariana Bragança

Sou Mariana Bragança, natural do Rio Grande Sul, e resido em Florianópolis/SC com meu marido, nossos quatro filhos e alguns animais de estimação.

Sou cristã, escritora, mentora de mulheres e casais, formada em Psicologia e Enfermagem, acupunturista, doula e educadora perinatal, e pós-graduada em Neurociências e Constelação Sistêmica Familiar.

Após mais de 25 anos de estudos entre graduações, especializações e diversos cursos livres, posso dizer que minha maior jornada de aprendizado iniciou quando me tornei mãe, com a busca por autoconhecimento para me tornar uma pessoa melhor e construir uma família saudável e feliz.

Hoje, por meio das minhas mentorias, realizo meu sonho e propósito de transformar vidas desde o ventre materno.

marianabragancapaz

+55 (48) 99635-6868

Maternar

Gerar, gestar, parir e cuidar

Maternidade no mundo moderno: desafios e transformações

21

Por Mariana Bragança

Sempre amei assuntos referentes à maternidade; desde criança sonhava em formar família. Quando entrei na faculdade de Psicologia, tinha objetivo de atuar na área familiar, e, quando iniciei Enfermagem, foquei em Obstetrícia.

Considero um presente valioso e uma grande responsabilidade a mulher gerar no ventre um novo ser. Como diz o Salmo 127:3: "Os filhos são herança do Senhor, uma recompensa que Ele dá".

A mulher é um dos pilares fundamentais para a formação da família. Ela exerce influência profunda no desenvolvimento físico, emocional, espiritual, psicológico e social dos filhos. Mais do que uma função biológica, ser mãe envolve compromisso contínuo de cuidado, proteção e educação, moldando o ambiente familiar e transmitindo valores essenciais para as futuras gerações.

O modo como a mãe corrige e orienta os filhos impacta diretamente a forma como eles compreendem o mundo e interagem com ele. A forma como ela lida com desafios, expressa amor, impõe limites e incentiva a resiliência é o que ensina as crianças a lidarem com suas próprias dificuldades. Quando a mãe age com respeito, paciência e empatia, ela se torna um modelo positivo de comportamento para os filhos, influenciando a maneira de se relacionar e de construir seus próprios lares no futuro. Essa influência tem início na gestação.

No decorrer da minha trajetória como doula, durante quinze anos, acompanhei mais de quinhentos partos, e percebi a necessidade de um preparo integral para exercer o papel de mãe na nossa sociedade. Essa percepção se intensificou com a vivência da minha gestação. Em 2014, me vi chegando da maternidade com um minúsculo ser humano que dependia 100% de mim para sobreviver. Um serzinho de 43 cm e pouco mais de 2 kg, que não sustentava a própria cabeça e chorava por tudo sem que eu soubesse o motivo, desafiou-me imensamente. Eu me senti despreparada e um tanto perdida em meio ao turbilhão de sentimentos e emoções que afloram com o nascimento do primogênito, quando muitas vezes a gente se pergunta como vai sobreviver em meio ao caos chamado puerpério. Pouco se fala do período pós-parto, e, se eu fosse defini-lo em uma palavra, seria intensidade.

O primeiro puerpério me desconstruiu por inteiro, virou-me do avesso para que eu pudesse iniciar uma busca incessante por autoconhecimento e cura pessoal. Vivi o terceiro puerpério durante a pandemia de 2020, fase que mais uma vez me rasgou até a alma e me fez rever valores, atualizando algumas prioridades.

Tornar-se mãe é uma transformação profunda na vida da mulher. A cada filho amadurecemos um tanto, mas pouca gente fala ou escreve abertamente sobre isso. Não é só o corpo físico que muda. No início, o emocional fica mexido, o mental vira uma bagunça e o espiritual precisa ser fortalecido. Existem mudanças rápidas e outras que levam mais tempo de adaptação. A verdade é que, depois de ser mãe, a maior constância na nossa vida é a mudança. Imprevisibilidade e doação definem maternidade, na minha opinião.

Quando recebemos um filho nos braços, temos a oportunidade de deixar um legado ao mundo, formando seres humanos melhores, amorosos e espiritualizados. O rei Salomão deixou registrada a importância dos ensinamentos que passamos para os nossos filhos quando disse, em Provérbios 22:6: "Ensina à criança o caminho que deve andar, e, ainda que for velha, não se desviará dele".

Nós, mulheres, habitamos o ventre da nossa avó materna — enquanto nossa mãe se preparava para nascer, já estávamos lá, pois uma mulher nasce com sua reserva de óvulos completa —; fomos um óvulo da nossa mãe, no ventre da nossa avó. Quanta coisa carregamos do sistema familiar! Quando nasce um filho, não nasce uma folha em branco, mas um ser que traz consigo um inconsciente individual e coletivo. Porém, é importante saber que não estamos criando um "minieu", porque, apesar de os filhos virem com muito de nós, eles têm sua personalidade e precisam ser respeitados em sua individualidade.

Gosto de comparar as mães com uma árvore: as raízes profundas simbolizam os ancestrais, tudo que trazemos deles está ali, guardado e nos influenciando sem que possamos perceber com nosso cérebro racional. O tronco da árvore somos nós, e os galhos com as folhas e frutos são a família que criamos. Os filhos, nossos frutos, também são nutridos pelas raízes ocultas debaixo da terra, e trazem aspectos inconscientes e padrões de comportamento dos antepassados. Quanto maior for nosso nível de autoconhecimento e desenvolvimento pessoal, mais segurança teremos para cumprir nossa função como mãe.

Na minha jornada como doula, acompanhei diversos partos: normais, hospitalares, domiciliares, partos demorados que precisaram de intervenções, outros rápidos de forma natural e alguns que necessitaram tomar o rumo de uma cesariana. Especialmente no parto, o inconsciente se manifesta. Ao longo dos anos, percebi que o parto, a maternidade, criação dos filhos, bem como tudo na nossa vida, são sistêmicos — não começam nem terminam em nós. Assim como nossos pais, nós recebemos e passamos adiante a vida em sua totalidade —, tanto os aspectos positivos quanto os negativos, e, se não curamos as nossas feridas, tendemos a reproduzir o que recebemos de forma automática e inconsciente. Costumo dizer que pessoas curadas curam e pessoas feridas ferem. Todas as mães que eu conheci e com quem conversei sobre o assunto têm a mesma opinião ao dizer que morreriam por seus filhos. Gosto de perguntar: "Você se curaria por eles?".

Estudando as raízes sistêmicas da maternidade, percebi que não basta preparar o físico e o emocional só para o parto. É preciso se preparar também para o que vem depois, porque o parto, apesar de ser um importante portal que atravessamos, é apenas o primeiro passo da caminhada desafiadora de criar um novo ser. Os cursos de preparação para o parto e cuidados com o bebê são muito necessários, mas ainda são superficiais no que se refere à preparação para assumir o papel de mãe. Percebi que as gestantes se ocupam muito com os itens do enxoval: mala de maternidade, mobília, roupinhas etc., sem mergulhar no enxoval psicológico e olhar para as suas raízes. Com os pais, acontece da mesma forma.

Antigamente as mulheres costumavam ter redes de apoio maiores, que facilitavam o processo de transformação da filha e esposa em mãe. Atualmente as famílias são menores; especialmente nas capitais e regiões metropolitanas vemos a redução das redes de apoio. Grande parte das mulheres, além de esposas e mães, conciliam a vida do lar com o trabalho remunerado, o que reduz o tempo disponível para a criação dos filhos, terceirizando cada vez mais cedo os cuidados com eles e, frequentemente, sofrendo por estresse e sobrecarga, além de lidar com julgamentos sobre suas escolhas maternas. Em contrapartida, o impacto de uma mãe que se realiza pessoal e profissionalmente reflete positivamente na família, ensinando aos filhos a importância da dedicação, da autonomia e do respeito a si mesma.

Com o aumento do uso das redes sociais, percebi a autocobrança das mulheres para conquistarem padrões de maternidade e realização pessoal que na vida real são inatingíveis. A maternidade perfeita, como é compartilhada nas redes, gera frustração. Não existe mãe perfeita, existe mãe possível. O amor, a dedicação e a busca pelo equilíbrio são mais importantes do que qualquer modelo idealizado. O apoio do parceiro é fundamental para que a mãe possa exercer seu papel de forma saudável e satisfatória.

Como educadora perinatal, vi famílias nascendo e algumas se desconstruindo, grande parte delas no primeiro ano do bebê. Isso instigava em mim o desejo de fazer algo a mais pelas famílias, pois o que era para ser uma relação harmoniosa terminava por vezes de forma traumática, e os filhos eram os que mais sofriam por acabar carregando as dores dos pais. Sob o olhar sistêmico, vejo que nossos filhos manifestam física ou emocionalmente muito do que passamos, especialmente o que a mãe vive na gestação e puerpério, por isso, é preciso ter um cuidado integral com o casal.

Sabemos que a relação do casal não depende apenas de uma das partes, porém a mulher é a base e o centro da família, é a partir dela que acontece o desenvolvimento dos demais membros e geralmente parte dela a preparação para a maternidade. É comum que a mulher já se sinta mãe quando pega o exame positivo da gestação e sente dentro de si o crescimento de um novo ser. O pai pode demorar um pouco mais para assimilar, normalmente é quando segura o filho nos braços pela primeira vez; até então tudo era mais abstrato. A mãe é o elo de união entre pai e filho, ela proporciona a conexão entre eles, por isso é fundamental engajar o pai na preparação para a chegada do bebê. É importante que os homens sejam incentivados a tomar a força do seu sistema masculino e ocupar seu lugar dentro do lar, fortalecendo a relação do casal. Durante a gestação, puerpério e amamentação, a mulher sofre muitas mudanças hormonais, sendo normal que ela demore a se reencontrar como mulher. Se o homem compreender isso, o processo fica mais leve para ambos.

Apesar de sua importância e encantos, a maternidade é um caminho cheio de desafios, sendo necessário desenvolver inteligência emocional e sabedoria para guiar os filhos. Mais do que gerar vida, ser mãe é cultivar, educar e prepará-los para o mundo.

Com meus estudos em Obstetrícia, Psicologia, Constelação Familiar, Neurociências e conhecimento prático, criei a mentoria Gestação Sistêmica, que é um método completo de desenvolvimento pessoal e educação perinatal para casais que estão nessa fase. Nela desenvolvemos sete pilares da vida relacionados à gestação e criação de filhos.

Em Salmos 127:4, diz-se que "os filhos que o homem tem em sua juventude são como flechas na mão do guerreiro". Por isso, valorizar e apoiar a maternidade é essencial para fortalecer as famílias e toda a sociedade, que se beneficia com indivíduos criados em um ambiente de amor, segurança e respeito.

Bibliografia

BÍBLIA SAGRADA. Nova Versão Transformadora (NVT). São Paulo: Editora Mundo Cristão, 2016.

“Ser mãe é enfrentar desafios diários com amor inabalável, transformando o caos em aprendizado e o cansaço em força.”

Mariana Bragança

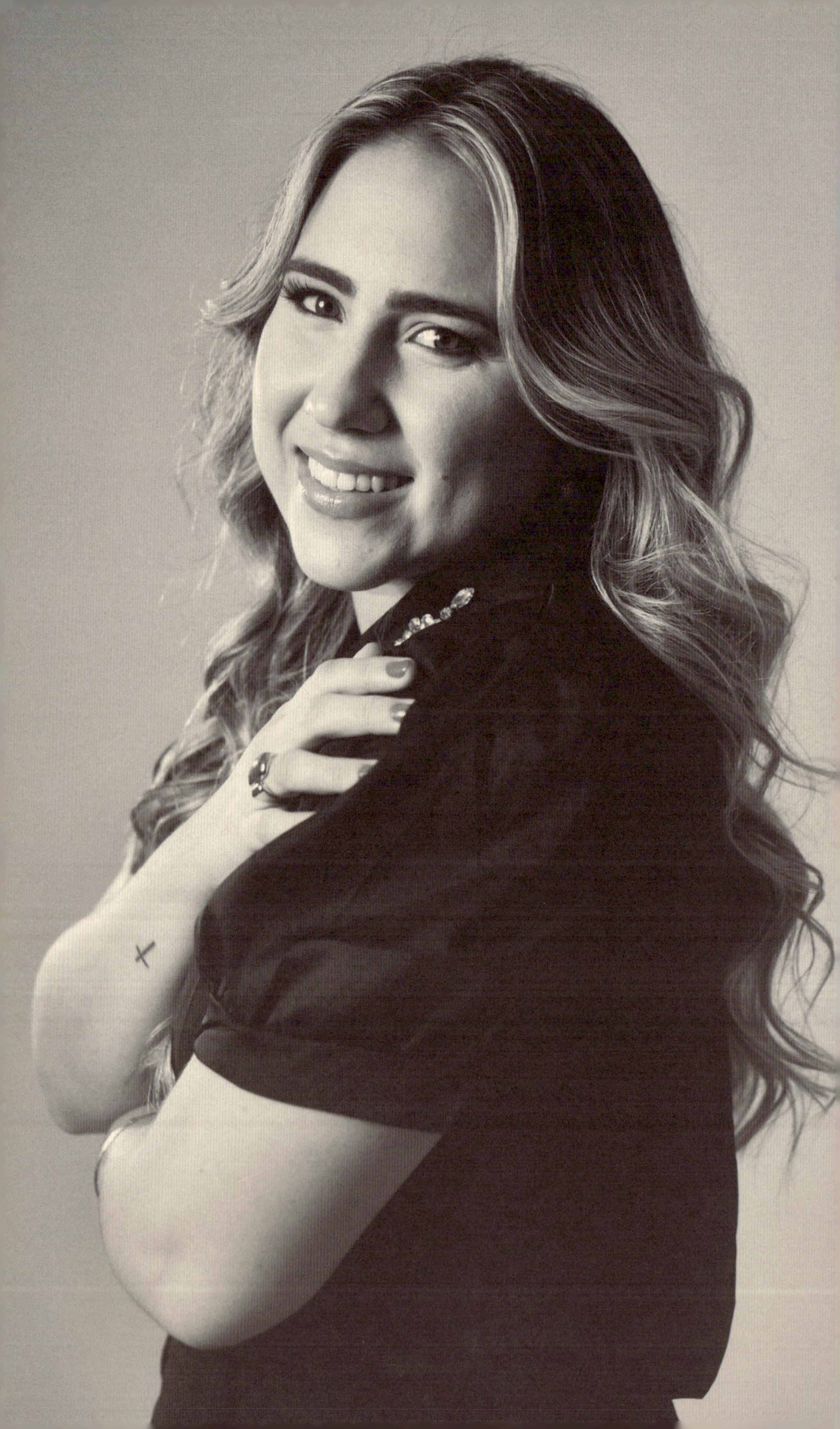

Natália Cavalcante

Sou Natália Cavalcante, natural de Natal/RN. Moro com meu esposo, com quem sou casada há quatro anos. Acredito que a convivência familiar seja uma das maiores riquezas da vida.

Sou psicóloga escolar e clínica, especializada em Neuropsicologia, com formação em Terapia Cognitivo Comportamental (TCC) voltada para a infância e adolescência. Ao longo de seis anos de experiência na área da psicologia, tive a oportunidade de realizar mais de três mil atendimentos em diversas regiões do Brasil.

Acredito que, ao contribuir para a construção de infâncias mais saudáveis, estamos impactando positivamente o futuro dessas crianças e, por consequência, toda a sociedade. Essa é a essência do meu trabalho: transformar vidas e oferecer uma base sólida para um futuro melhor, começando desde a infância.

neuropsinatalia

psinataliacavalcante@gmail.com

Maternar

Gerar, gestar, parir e cuidar

Desenvolvimento motor infantil: estímulos e cuidados

22

Por Natália Cavalcante

Quando falamos sobre o desenvolvimento motor, a primeira ideia que nos vem à mente é como estimular o filho a engatinhar, andar ou correr. Parece ser um grande marco quando as crianças conseguem alcançar essas conquistas no tempo apropriado para cada idade. No entanto, a capacidade de andar vai além do simples ato de se mover; trata-se de uma forma de interação com o ambiente na construção da percepção corporal da criança, além de auxiliar no desenvolvimento de suas habilidades cognitivas e sociais.

Não podemos resumir o desenvolvimento motor apenas ao aprendizado de andar ou correr. Ele envolve a aquisição de uma série de habilidades que permitem à criança explorar o mundo ao redor, entendendo suas próprias limitações e expandindo suas possibilidades de interação com o meio. O movimento, portanto, é uma das formas mais importantes de aprendizado e descoberta na infância, sendo essencial para o desenvolvimento integral da criança em diversas áreas da vida.

Talvez você pense que a falta de estímulo afeta somente o desenvolvimento, mas é importante ressaltar que a ausência de estímulos motores também impacta na autoestima, especialmente no desenvolvimento emocional e na interação social. A criança pode enfrentar desafios para acompanhar atividades físicas, além de ter dificuldades no ambiente escolar, como no processo de aprendizagem, por exemplo, ao aprender a segurar uma tesoura ou um lápis. Nesta leitura, exploraremos os aspectos essenciais do desenvolvimento motor infantil, como também o que interfere nesse processo e as maneiras de oferecer os estímulos para promover um crescimento saudável.

Quando falamos em coordenação motora, estamos nos referindo ao processo de evolução da criança, no qual ela vai, aos poucos, aprimorando sua percepção do próprio corpo e do ambiente. Esse desenvolvimento acontece de maneira única e gradual, acompanhando sua faixa etária e o ritmo natural de crescimento. No entanto, faz-se necessário entender que, dentro desse processo, há uma diferença fundamental entre o desenvolvimento motor fino e a coordenação motora grossa, duas habilidades essenciais que desempenham papéis distintos na formação do movimento e na interação da criança com o mundo. Para citar um caso, imagine que seu filho está começando a engatinhar e, em seguida, começa a se equilibrar para dar os primeiros passos. Esse momento faz parte do desenvolvimento da coordenação motora grossa. Já quando ele começa a segurar o lápis, andar de bicicleta ou manipular objetos com mais precisão, estamos falando da coordenação motora fina. Cada uma dessas habilidades é importante para a autonomia na infância, ajudando-a a explorar o mundo de maneira individual.

Em vez de focarmos em entender as fases do desenvolvimento motor em detalhes, podemos separá-las para identificar melhor as necessidades de estímulo em cada etapa. Isso nos ajuda a compreender em que fase a criança se encontra e se ela está pronta para adquirir determinadas habilidades. Por exemplo, espera-se que, até os 14 meses, a criança seja capaz de se sentar sem apoio, engatinhar e dar seus primeiros passos. Entre dois e três anos, ela começa a se equilibrar, subir escadas com mais autonomia, pular e correr. Já entre cinco e sete anos, espera-se que a criança aprenda a andar de bicicleta, jogue bola e continue aprimorando suas habilidades motoras finas, segundo o pesquisador David Gallahue (2013).

Tire um momento para refletir e se pergunte: você já pensou em como os estímulos motores podem influenciar a autoestima de uma criança? De que forma o ambiente em que ela cresce contribui para esse desenvolvimento? Certamente, você deseja estimulá-la para que se torne mais independente e bem desenvolvida.

Agora, imagine que seu filho está aprendendo a andar de bicicleta e pede para você segurá-lo enquanto pedala. Nesse momento, ele busca segurança diante desse novo desafio. Em vez de apenas sustentá-lo, podemos ensiná-lo, oferecendo o suporte necessário para que ele aprenda e evolua. Assim, a orientação é parte essencial do estímulo. Devemos mostrar à criança que essa habilidade será desenvolvida por meio da prática e que, durante esse processo, erros podem acontecer — e tudo bem! Estaremos ali para apoiá-la sempre que precisar. Essa situação pode ser uma grande oportunidade de aprendizado. Podemos ensinar esse novo estímulo mostrando os passos para andar de bicicleta, ajudando-a a visualizar os movimentos e reforçando que, caso caia, estaremos lá para incentivá-la a tentar novamente com segurança. Dessa maneira, estaremos promovendo confiança, autonomia e o desenvolvimento de novas habilidades.

O mais interessante nessa abordagem é que a criança está refinando seu desenvolvimento motor enquanto aprende uma nova habilidade. Mas, junto com essa aprendizagem, surgem o medo do desconhecido e a dúvida: "Será que vou conseguir?" ou "E se eu me machucar?". Esses pensamentos e interpretações podem influenciar diretamente a evolução de cada nova habilidade motora. Por isso, como educadores, precisamos ter uma visão realista e promover momentos que exponham a criança gradativamente com segurança aos novos estímulos. Afinal, todo aprendizado é um processo. Pensando em progresso, pode-se dizer que, para uma criança começar a andar, ela primeiro fortalece o tronco e sustenta a cabeça, depois engatinha até, finalmente, dar os primeiros passos — um desenvolvimento que leva meses. Esse processo gradual reflete quanto o desenvolvimento motor depende de etapas progressivas e de estímulos constantes. Cada fase do aprendizado, desde o controle da cabeça até os primeiros passos, exige paciência, confiança e apoio. Da mesma maneira, ao introduzirmos novos estímulos na vida da criança, devemos respeitar esse ritmo natural de crescimento, oferecendo desafios adequados e apoio emocional para que ela se sinta segura e motivada a seguir em frente. Assim, os estímulos motores devem acompanhar esse avanço progressivo.

No livro *O cérebro da criança* (2016), o autor destaca que o cérebro infantil desempenha um papel central na definição de quem somos e do que fazemos, além de ser modelado pelas experiências que oferecemos como pais. Entender como o cérebro responde a esses estímulos nos permite fortalecê-lo e torná-lo mais resiliente. Com base nessa compreensão, fica claro que, ao iniciarmos um novo estímulo, devemos oferecer apoio. A orientação será fundamental para que a criança continue tentando e se sinta motivada a continuar. Nesse contexto, as atividades que proporcionamos são essenciais para essa etapa do desenvolvimento motor. Atividades simples, como usar a pinça para pegar um objeto e colocá-lo em outro lugar, são ótimas para aprimorar a coordenação motora fina. Brincadeiras com bolas de diferentes tamanhos ajudam no controle dos movimentos e no equilíbrio. Além disso, ações como pular corda não só contribuem para o desenvolvimento motor grosso, mas também incentivam a socialização e a diversão. Atividades criativas, como desenhar ampliando a pegada do lápis, recortar figuras e colar e até montar álbuns das emoções, são perfeitas para trabalhar as habilidades motoras finas, enquanto proporcionam momentos de expressão emocional. Essas atividades, que exigem poucos recursos, mas muita criatividade, são fundamentais, pensando nas evoluções. O segredo está na qualidade do tempo que dedicamos à criança, no qual a criatividade e o afeto se tornam os maiores instrumentos do seu desenvolvimento motor.

Queremos que nossos filhos se desenvolvam e se tornem independentes, mas, sem oferecer os estímulos certos e limitando o acesso a situações desafiadoras, acabamos, sem querer, atrasando seu desenvolvimento motor. E não estamos falando apenas da coordenação motora, mas também das dificuldades que eles enfrentarão em atividades do dia a dia, como nas aulas de educação física, ao tentar algo novo com confiança, ao participar de brincadeiras ativas com os colegas ou até mesmo na constante necessidade de auxílio de um adulto para realizar tarefas simples. Já parou para considerar como um simples movimento pode influenciar diretamente nossas emoções e a forma como socializamos? Ele tem o poder de nos aproximar ou até afastar das outras crianças, moldando a maneira como nos relacionamos e enfrentamos as situações do mundo ao nosso redor.

Essas informações vão ajudar você a perceber como suas ações impactam no desenvolvimento do seu filho e como é possível fazer a diferença, usando objetos corriqueiros para criar grandes transformações.

Cito, a seguir, um exemplo prático de um atendimento clínico que realizei com uma criança que tinha dificuldades de autoconfiança e coordenação motora. Propus uma atividade simples: ela deveria se equilibrar pela sala com a bola e, depois, acertar o objeto em um cesto do outro lado da sala. Inicialmente insegura, a criança acertou o primeiro arremesso, e eu a incentivei, dizendo: "Tente novamente, você consegue!". Com o reforço positivo, ela foi ganhando confiança e repetiu o desafio com sucesso. Esse exercício, embora simples, teve um impacto no desenvolvimento da criança. Ela não apenas aprendeu uma nova habilidade motora, mas também fortaleceu sua autoestima ao perceber que o erro é uma parte natural do aprendizado. Cada pequeno sucesso gerou uma resposta emocional positiva, mostrando como podemos promover o desenvolvimento motor e emocional de nossos filhos de maneira significativa.

Agora, convido você a se perguntar: suas ações como educador(a) estão motivando e orientando seu filho a explorar e adquirir novos estímulos? Chegou o momento de ir além da reflexão e entrar em ação. O desenvolvimento infantil está interligado de formas que talvez você não tenha percebido, e essa é a hora de perceber que possíveis estratégias irão transformar o caminho do seu filho. Lembre-se de que o desenvolvimento motor não se limita ao físico; ele também impacta diretamente as áreas cognitiva, emocional e social. Esta é a hora de percebermos quanto nossas ações podem mudar o futuro de uma criança, proporcionando uma base sólida e saudável para seu crescimento.

Bibliografia

GALLAHUE, D. *Compreendendo o desenvolvimento motor*: bebês, crianças, adolescentes e adultos. São Paulo: Editora Phorte, 2013.

BRYSON, T; SIEGEL, D. *O cérebro da criança*. São Paulo: Editora nVersos, 2016.

"Desenvolver uma criança é reconhecer seu potencial, valorizar suas habilidades e oferecer suporte, garantindo os estímulos necessários."

Natália Cavalcante

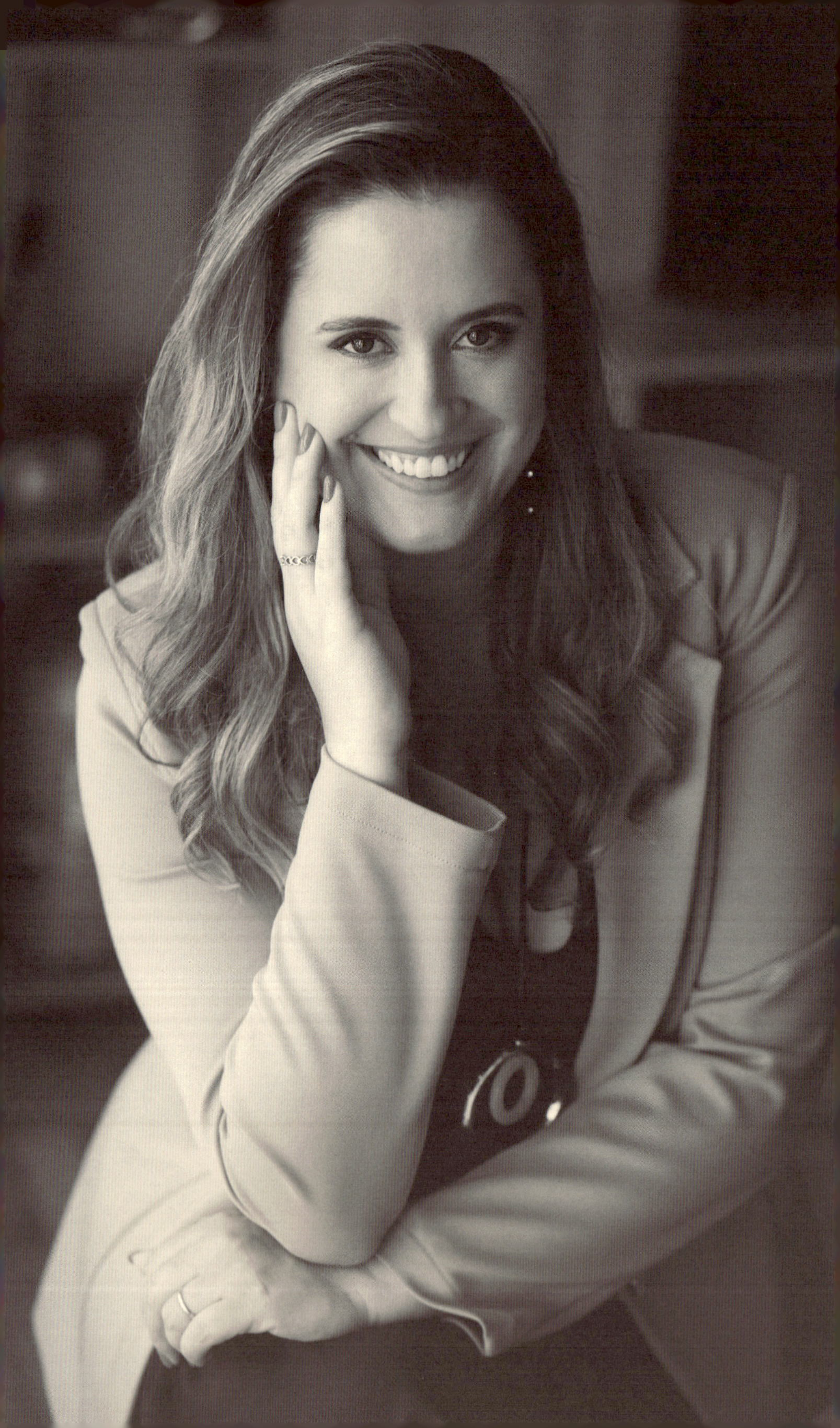

Patricia Terrivel

Sou a dra. Patricia Terrivel, conhecida como dra. Patty. Eu fiz Medicina para ser pediatra. Acredito que todos deveriam ter um médico para chamar de seu em todas as fases da vida, desde a barriga da mãe até a adolescência.

Sou empresária, fundadora da Clínica Mamma Gaia, e coordeno a Neonatologia do Hospital do Grajaú, em São Paulo/SP, sendo a responsável pelo banco de leite do hospital. Sou também especialista em amamentação, sendo a atual vice-presidente do Departamento de Aleitamento Materno da Sociedade de Pediatria de São Paulo.

Sou idealizadora do Instituto Mamma Gaia, com cursos de amamentação para profissionais da saúde, para gestantes, introdução alimentar, entre outros, e sou voluntária em ONGs no sertão e na Amazônia.

drapattyterrivel
clinicamammagaia
Patricia M. Terrivel

Maternar
Gerar, gestar, parir e cuidar

Amamentar: um ato que vai muito além do nutrir

23

Por Patricia Terrivel

Quando as mulheres descobrem que estão grávidas, elas iniciam o pré-natal e depois montam o quarto, compram roupas e utensílios (muitos que sequer vão utilizar), escolhem uma equipe, preparam-se para o parto e deixam a amamentação de lado, voltando a pensar nela apenas depois do nascimento.

Nós, como mamíferos, cremos que amamentar é instintivo, que é só colocar no peito e pronto, e não é assim que acontece. A mulher e esse bebê não nascem sabendo, e vão aprendendo com o tempo. Por que esperar o primeiro desafio, o primeiro machucado na mama, para procurar ajuda?

O Ministério da Saúde recomenda que o aleitamento materno deve começar na sala de parto e ocorrer até os 2 anos, sendo exclusivo por seis meses. No Brasil, segundo o Estudo Nacional de Alimentação e Nutrição Infantil (ENANI) de 2020, as taxas de aleitamentos maternos exclusivos em crianças menores de quatro meses estão em 60%, e entre menores de seis meses, 45,7%.

Amamentar é um direito da mãe, e ser amamentado é um direito da criança, porém isso não depende apenas da vontade da mulher. Os maiores motivos de desmame ocorrem, infelizmente, por falta de informação, falta de apoio da família e de profissionais da saúde (lamentavelmente, a maioria meus colegas), gerando falha no manejo da amamentação. Muitos colegas nem verificam como está a amamentação. Apenas pesam a criança, veem se está no peso da tabela, e prescrevem fórmula com mamadeira nos primeiros dias de vida. Se for o seu caso, procure outro pediatra que seja pró-amamentação e que avalie, descubra o que está acontecendo e dê suporte necessário nesse início de vida.

No nosso país, pelo regime CLT, a licença-maternidade é de 120 dias e a licença-paternidade é de cinco dias corridos. Como uma mãe consegue sustentar o aleitamento materno exclusivo por seis meses se ela precisa voltar a trabalhar depois de apenas quatro meses de licença? As mães podem gozar da extensão da licença-maternidade, que é de duas semanas após o término da licença, e também têm direito, durante a jornada de trabalho, a dois descansos especiais, de meia hora cada um, que podem ser negociados com o patrão e agrupados em uma hora, antes ou depois do expediente.

Há o programa Empresa Cidadã, que prolonga por sessenta dias a duração da licença-maternidade (total 180 dias), e os pais têm garantida uma extensão de quinze dias da licença-paternidade, totalizando vinte dias, o que é crucial, pois o pai é uma peça-chave nesse momento. Como sempre digo: pai é pai, ele não "ajuda", mas tem a sua função nessa dinâmica familiar.

Outro fato é o *marketing* avassalador na divulgação de fórmulas infantis. A Norma Brasileira de Comercialização de Alimentos para Lactentes e Crianças de Primeira Infância (NBCAL) busca promover a proteção do aleitamento materno e a necessidade de restrição à comercialização de fórmulas infantis e produtos alimentícios para lactentes. É uma luta diária concorrer contra a ação dessa indústria.

A solução para a garantia do aleitamento materno é agir durante o pré-natal. A Sociedade Brasileira de Pediatria (SBP), desde 2012, orienta a consulta pré-natal pediátrica por volta de trinta semanas. Além de explicar sobre sala de parto, as vacinas e testes da maternidade, fala-se sobre as técnicas da amamentação e utensílios que podem atrapalhalá-la ou ajudá-la, auxiliando os pais a economizarem no enxoval, criando um vínculo com o pediatra, e evitando que passem por desafios nos primeiros dias de vida do filho até conseguirem uma consulta.

A amamentação já começa na primeira hora de vida, conhecida como *golden hour*. Tanto no parto normal como na cesárea, o bebê deve ser colocado no colo da mãe para mamar. Além de proteger a amamentação, pois facilita a descida do leite, esse contato pele a pele traz inúmeros benefícios: regula a temperatura do bebê, evitando a hipotermia; estabiliza a frequência cardíaca e respiratória de ambos; reduz estresse e choro; coloniza o bebê com bactérias benéficas; diminui riscos de sangramento materno e depressão pós-parto.

Amamentar é muito mais do que nutrir. Muitos acreditam que o leite da lata tem os mesmos benefícios que o materno. Apesar dos estudos que existem, nunca encontraremos em uma lata alimento igual ao da mãe, por isso ele é considerado o "alimento ouro". Ele é um alimento dinâmico, rico em nutrientes bioativos que também estimulam o sistema imunológico. Cada mulher produz exatamente o que seu filho precisa.

O leite materno contém proteínas (com teor menor que as do leite de vaca, o que é benéfico, pois o alto teor de proteínas está ligado à obesidade, e elas facilitam a digestão do leite, diminuindo as cólicas), carboidratos, lipídios, vitaminas, minerais e compostos bioativos (imunoglobulinas, protegendo contra infecções como diarreias, pneumonias, otites, alergias). Ele protege também a mãe contra câncer de mama, de ovário e endométrio, diminui risco de osteoporose e auxilia na redução de peso. Uma criança amamentada exclusivamente no peito não necessita de suplementação de água, pois o leite materno já oferece todo aporte líquido necessário diariamente.

Fala-se muito sobre "leite fraco", mas isso não existe. O leite da mulher se adapta de acordo com a fase do bebê. Ao nascer, o estômago tem de 3 a 5 ml, e no terceiro dia tem de 22 a 27 ml. Ao nascer, sai apenas um líquido transparente que vem em gotinhas: o colostro. É a primeira vacina do bebê, pois é rico em anticorpos, e varia de 2 a 20 ml por mamada nos primeiros três dias, o que supre as necessidades do recém-nascido.

Todo bebê perde, em média, 10% de peso nos primeiros dez dias de vida, pois elimina a retenção líquida com que nasce. Mais importante do que peso é ver se o bebê está fazendo xixi e cocô. As fezes começam com um tom preto escuro, e na primeira semana mudam para marrom, verde e depois para um tom amarelado. Após isso, não é preciso se preocupar com o cocô. Bebê que mama exclusivamente no peito pode fazer dez cocôs por dia ou pode ficar dez dias sem fazer cocô. Ao xixi é preciso atentar, a média é de seis xixis em 24 horas. Se o bebê está o dia todo no peito, mas só trocou de fralda duas vezes em 24 horas, deve-se procurar ajuda, pois ele não está mamando, e sim "chupetando" o peito e desidratando. Nesses dias, gosto de salientar que a fralda muda de cor com a presença da urina para conseguimos avaliar melhor, já que a quantidade de xixi é muito baixa.

Entre o terceiro e quarto dia começa a "descida do leite". A mãe já está de alta hospitalar, ainda não marcou consulta, a mama começa a ficar vermelha, quente, e a mulher começa a ter calafrios e febre achando que tem mastite. Para melhorar esses sintomas, deve-se massagear as mamas em movimentos circulares, colocar o bebê para mamar e, se precisar, tomar um antitérmico ou anti-inflamatório. Algumas recebem a orientação errada para tomar banho quente, mas o calor prejudica os sintomas. A orientação correta é fazer compressas mornas a geladas.

Muitas mães pensam que seu leite é fraco e não está satisfazendo o bebê, recorrendo ao uso de fórmula. O importante é ver se esse bebê está hidratado, observar sua urina e saber que, quanto mais ele mama, mais se produz leite. Afinal, o peito é estoque, e não uma fábrica que produz X ml por dia.

Todos querem um número, um peso certo, um remédio milagroso para ajudar na produção de leite e se esquecem de olhar para o bebê, entender que está tudo bem, que aquele ser que acabou de chegar ao mundo já está recebendo tudo de que necessita. Ao olhar para o bebê, a ocitocina (também chamada de hormônio do amor) estimula a produção e descida do leite. Se você está ansiosa, saia do celular, olhe para seu bebê, coloque uma música relaxante, tome um bom copo d'água ou de chá e contemple seu pequeno. Esse é o melhor remédio para aumentar a produção de leite.

Tome cuidado com os bicos, pois a chupeta e a mamadeira podem causar confusão de bico e de fluxo, fazendo a criança achar que o peito da mãe é um bico artificial e, assim, machucá-la. Existem métodos melhores para oferecer o leite ao recém-nascido. Procure ajuda com o pediatra e ofereça esse leite no copinho, colher dosadora ou, melhor ainda, por meio da translactação com ajuda de uma sonda. Assim, seu filho não terá confusão de bico e de fluxo, e o desmame precoce não acontecerá.

Aliás, não é normal sentir dor ao amamentar. Se isso acontecer, procure ajuda de profissionais. Muitas vezes, alguém da família comenta que é normal sentir dor, que o bico precisa calejar, o que não é verdade. Não é necessário fazer nada para formar o bico do peito, nem calejar.

Cada bebê tem um ritmo de crescimento, e eles não são iguais. Portanto, seu filho não é um ponto na curva e não devemos apenas ver se está ganhando 15-20 g/dia, mas entender todo o contexto por trás disso: como está a amamentação, o xixi e cocô, o crescimento e o desenvolvimento desse bebê. Não caia em ciladas caso, na primeira consulta, seja prescrita uma fórmula pois seu bebê não está ganhando o peso "ideal". Procure um pediatra pró-amamentação, pois há outros motivos para esse bebê não ganhar peso suficiente, como manejo incorreto, língua presa, refluxo.

Muitas mães têm dúvida sobre quais medicações podem tomar ao amamentar. Um site onde se encontram todos as medicações atualizadas é o E-lactancia (https://www.e-lactancia.org/).

O leite materno é tão perfeito que, nas Unidades de Terapia Intensiva (UTI) neonatais, sempre o priorizamos (doação de leite materno) em relação à fórmula para os prematuros, pois ele ajuda no amadurecimento dos bebês, evita infecções, melhora a imunidade, diminui a mortalidade e o tempo de internação. Por isso, se você está amamentando e tem excesso de leite, procure um banco de leite mais próximo da sua casa e doe leite materno. Apenas 1 ml já salva a vida de um bebê na UTI, e você nem precisa sair de casa: os próprios bancos vão buscar em sua residência. Procure pelo banco de leite mais próximo de você em: https://rblh.fiocruz.br/.

Bibliografia

CHENCINSKI, Y. M. (coord.). *Aleitamento materno na era moderna*: vencendo desafios. São Paulo: Editora Atheneu, 2021.

ESTUDO NACIONAL DE ALIMENTAÇÃO E NUTRIÇÃO INFANTIL (ENANI). *Relatório 4 - Aleitamento Materno*. Disponível em: https://enani.nutricao.ufrj.br/download/relatorio-4-aleitamento-materno/. Acesso em: 9 abr. 2025.

MINISTÉRIO DA SAÚDE. *Guia alimentar para crianças brasileiras menores de 2 anos*. Biblioteca Virtual em Saúde do Ministério da Saúde, 2021. Disponível em: https://bvsms.saude.gov.br/bvs/publicacoes/guia_alimentar_crianca_brasileira_versao_resumida.pdf. Acesso em: 10 abr. 2025.

SOCIEDADE BRASILEIRA DE PEDIATRIA (SBP). *Guia prático de aleitamento materno*. Rio de Janeiro: SBP, 2019.

> “Se todos soubessem a importância do aleitamento materno, lutariam por ele até a última gota.”
>
> *Patricia Terrivel*

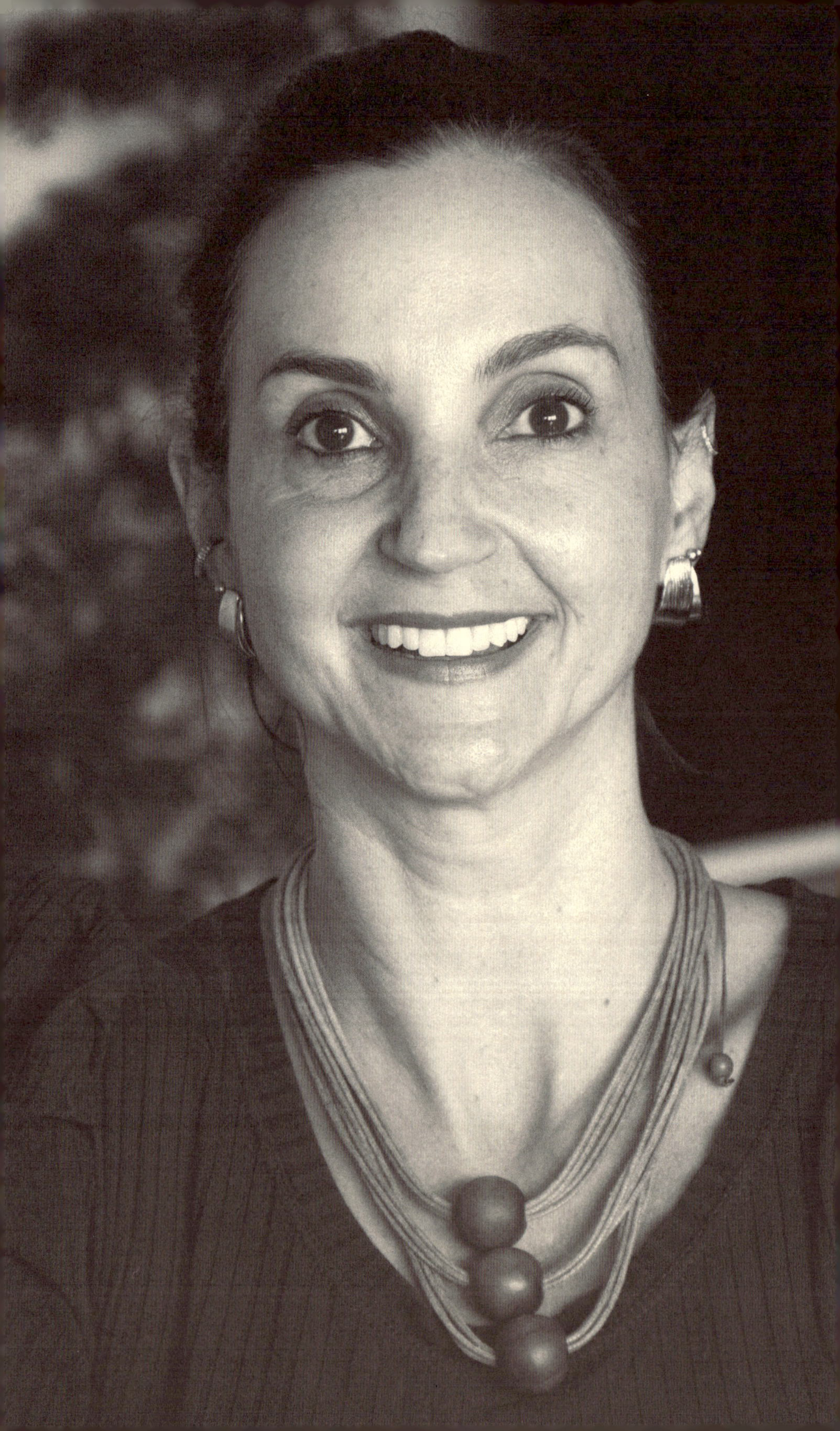

Renata Mendonça

Sou a Renata Mendonça, mãe do Luca, mentora para adolescentes e psicóloga parental com quinze anos de experiência.

Pós-graduada em Intervenções em Crise e Prevenção ao Suicídio, também sou especialista em Psicologia Positiva e tenho certificações adicionais em Terapia Infantil e *Yoga* para Crianças. Atualmente, além do consultório, dou aulas sobre projeto de vida e educação socioemocional para alunos do 8º ano ao 3º ano do ensino médio.

Participei de entrevistas na mídia. No SBT, falei sobre o aumento dos transtornos mentais entre crianças e jovens; na rádio CBN, abordei o bullying; na TV Bandeirantes, falei sobre o "Jogo da Baleia Azul" e, na rádio Metropolitana, falei sobre Psicologia Positiva.

renatamendonca.psicologa

Maternar
Gerar, gestar, parir e cuidar

Aprendendo juntos: do berço à adolescência

24

Por Renata Mendonça

Estamos em 2011, quando eu e meu então marido tomamos a decisão de nos mudar de São Paulo para João Pessoa, na Paraíba. A mudança representava mais do que apenas uma troca de endereço; era a oportunidade de uma nova vida e um ritmo mais tranquilo. São Paulo, com seu ritmo frenético e seus desafios diários, já não nos satisfazia. Inclusive fiz faculdade no interior, pois São Paulo nunca foi a cidade dos meus sonhos. João Pessoa, por outro lado, prometia qualidade de vida, proximidade com a natureza e uma comunidade mais acolhedora.

Ao chegarmos, senti que havíamos feito a escolha certa. Rapidamente consegui um emprego em uma clínica local, o que nos trouxe uma sensação de estabilidade financeira e nos permitiu começar a nos integrar à nova comunidade. A adaptação não demorou, em grande parte devido à hospitalidade dos paraibanos. Estávamos empolgados com nossos planos profissionais e a perspectiva de construir uma nova vida.

Íamos à praia, no fim da tarde, para jogar frescobol, passeávamos pela orla, e tínhamos mesmo uma vida bem mais tranquila e conectada com a natureza. Fazíamos *yoga* num lugar delicioso, com uma turma bastante receptiva. Aos finais de semana, íamos conhecer outras praias; além disso, a cidade tinha muitos eventos excelentes e gratuitos. Aproveitávamos muito essas oportunidades.

No entanto, a vida tem suas próprias surpresas. Após alguns meses, comecei a sentir sintomas estranhos: um cansaço incessante e um desânimo que não conseguia explicar. A princípio, atribuí esses sintomas ao hipotireoidismo (condição na qual a glândula tireoide não produz a quantidade suficiente de hormônio), com que eu já lidava há anos.

Mas... poucos momentos em minha vida foram tão surpreendentes quanto a consulta médica que se seguiu. Ao entregar meus exames, esperava apenas um ajuste na dosagem dos meus medicamentos. Em vez disso, a médica me deu a notícia que transformaria nossas vidas: "Sua tireoide está ótima, mas você está grávida!".

Foi um momento de emoções conflituosas, afinal, tínhamos acabado de chegar em João Pessoa e, apesar do acolhimento dos paraibanos, nossa família e amigos estavam distantes. Então, a alegria instantânea se misturou com um medo profundo de não estar preparada para a maternidade. No entanto, o que prevaleceu nesse momento foi a felicidade. Saímos do consultório e corremos para ouvir o som mais lindo do mundo: o batimento cardíaco do nosso bebê. Aquela pequena vida dentro de mim já tinha um impacto imenso.

A gravidez, embora solitária devido à distância de amigos e familiares, trouxe-me uma conexão profunda com meu bebê e com a natureza ao nosso redor. As caminhadas ao longo da orla da praia e as aulas de *yoga* para gestantes tornaram-se momentos sagrados de introspecção e bem-estar. Embora fisicamente eu estivesse bem, mentalmente enfrentava uma montanha-russa de emoções. Dúvidas e medos me assombravam. Seria eu capaz de ser uma boa mãe? Conseguiria amamentar? Como seria o parto?

Essas incertezas eram agravadas por meu histórico de depressão severa, que teve início em 1999. Dentre várias dificuldades, demorei oito anos para me formar na faculdade, o que era para ter levado cinco, mas precisei interromper devido à depressão. Tomei muitos medicamentos, tive que lidar com muitas dores; então, o receio de enfrentar uma depressão pós-parto era constante. Mas, quando Luca nasceu, todos os meus medos foram substituídos por um amor indescritível.

A maternidade, no entanto, trouxe desafios inesperados. Por ter mamilos invertidos, tive dificuldades na amamentação. Nos onze meses seguintes, enfrentei quatro episódios de mastite (inflamação das glândulas mamárias que ocorre em mulheres em fase de aleitamento materno), que testaram minha determinação e resiliência. Havia momentos em que eu duvidava de minha capacidade como mãe, questionava se conseguiria continuar amamentando e me perguntava sobre meu futuro papel na vida do Luca. Infelizmente eu tive depressão pós-parto, mas fui acompanhada por excelentes profissionais e consegui ter um excelente vínculo com meu filho.

Quando Luca tinha 11 meses, decidimos nos mudar para Taubaté, no interior de São Paulo, onde a família do pai dele residia. A mudança trouxe um novo conjunto de desafios e oportunidades. A cidade nos acolheu de braços abertos, mas o relacionamento com meu marido não estava indo bem. Em 2016, optamos pelo divórcio, e continuei morando em Taubaté, mesmo sem conhecer muitas pessoas além da família do meu ex-marido.

A adaptação foi desafiadora. Criar uma criança de 3 anos exigia um nível de organização e resiliência que eu não sabia que tinha. Felizmente, Luca estudava em período integral, o que me permitia trabalhar. Ao longo dos anos, construí uma rede de amigos maravilhosos que me apoiaram e enriqueceram minha vida.

A pandemia foi realmente desafiadora, ficamos quarenta dias no nosso apartamento e Luca também não podia ver o pai (temos guarda compartilhada), somente à distância.

Nesse período, havia muita demanda nos atendimentos (on-line), e tive que me adaptar entre trabalho em casa e o Luca, que na época estava com 8 anos. Tínhamos uma rotina que acredito ter ajudado muito. Tomávamos café da manhã, ele me ajudava a colocar e tirar a mesa, depois varríamos a casa. Enquanto varríamos, escutávamos palestras sobre espiritualidade e positividade (afinal, estávamos enfrentando um período de muitas incertezas e inseguranças); depois, eu ia atender e Luca tinha aula on-line. Lembro que criei várias atividades de massinha, tinta, jogos de tabuleiros e argila. Cada dia tentava fazer algo diferente para distraí-lo. Além disso, fazíamos *yoga* juntos todos os dias, o que tenho certeza de que ajudou muito, pois ele conseguia fazer respiração consciente e isso o ajudou a lidar com as angústias desse período (ele usa esse recurso até hoje). Apesar de ter sido um período bastante desafiador, certas fases durante a pandemia foram muito interessantes e, pelo modo como as conduzimos, ficamos muito próximos e conectados. Ele me falava o que estava sentindo, seus medos e inseguranças, e eu sempre o acolhi e procurei orientá-lo.

Hoje, Luca tem 12 anos e, olhando para trás, posso afirmar que nosso vínculo é forte, baseado em diálogo, confiança e cumplicidade. Sempre me esforcei para estar presente em cada fase da vida dele, valorizando cada momento e celebrando suas conquistas.

Há quem diga "que pena que eles crescem", mas eu vejo de forma diferente. Aproveito cada etapa da vida dele e, hoje, temos um relacionamento cheio de cumplicidade. Sempre o incentivo a se sentir à vontade para me contar o que quiser, e ele realmente aproveita essa abertura. Às vezes, ele me pega de surpresa com perguntas inesperadas, mas sempre respondo com sinceridade e reflexão. Acredito que, se os pais não dão respostas, os filhos buscam informações em outras fontes, que nem sempre são confiáveis ou precisas.

Em 2018, conheci meu atual companheiro, que tem dois filhos de relacionamentos anteriores. Luca, minha enteada de 13 anos e meu enteado de 14 anos formam um trio dinâmico. Embora não moremos juntos, nós nos encontramos quinzenalmente. No início, houve ciúmes e competição, mas, com o tempo, todos nos adaptamos. Hoje, entendemos que temos uma família, onde cada um tem seu lugar e todos pertencem à sua maneira.

Também acredito na importância de elogiar o esforço e o desenvolvimento dos filhos. Em casa, valorizamos o respeito, o comprometimento e o amor, e sempre reconhecemos quando esses valores são demonstrados. Elogios sinceros e específicos ajudam a construir a autoestima e a confiança do Luca, e isso é algo que cultivo diariamente.

Os combinados são essenciais para manter um ambiente saudável. Ele chega da escola, almoçamos juntos, mas antes, para acalmar um pouco, fazemos três respirações lentas. Depois do almoço ele descansa, faz as tarefas e lava a louça do almoço. Após terminar as obrigações, vai brincar com os amigos no prédio, toma banho, jantamos juntos e conversamos; depois ele vai para o quarto e lê um pouco até dormir.

Deixar claro o que é esperado ajuda a criar um senso de responsabilidade e pertencimento, além de fortalecer nosso vínculo. Ele é meu parceiro em muitas atividades, e adoro sua companhia; jogamos vôlei, futebol, baralho, damos risadas, mas temos muitas conversas profundas também.

Como me preocupo com o excesso de tecnologia, supervisiono o tempo de tela. Às vezes é desafiador ir contra a maioria, mas sei que estou fazendo o melhor para meu filho e quantas vezes for necessário deixo claro meu ponto de vista para ele. Acredito que, em longo prazo, ele se beneficiará dessa minha postura. A leitura também é algo muito valioso. Faço questão de explicar a importância de ler pelo menos um pouco todos os dias, e os benefícios que a leitura traz no foco e na concentração, além de acalmar a mente.

O diálogo, o vínculo, a confiança e a troca são pilares fundamentais em nosso relacionamento familiar. Sempre reforço a importância de Luca poder perguntar o que quiser, e faço questão de responder de maneira clara e honesta. Esses momentos de descoberta são oportunidades valiosas para fortalecer nossa conexão e aprofundar nosso vínculo.

Ao longo desses anos, aprendi que a maternidade é um caminho de aprendizado constante. Cada desafio é uma oportunidade de crescimento, e cada conquista é uma celebração do amor e do esforço compartilhado. Luca e eu construímos uma relação baseada em respeito mútuo, diálogo aberto e confiança inabalável.

Hoje, ao olhar para trás, vejo como nossa jornada foi marcada por momentos de alegria, superação e amor. E, ao olhar para o futuro, sinto-me confiante de que continuaremos a crescer juntos, enfrentando os desafios com coragem e celebrando cada conquista.

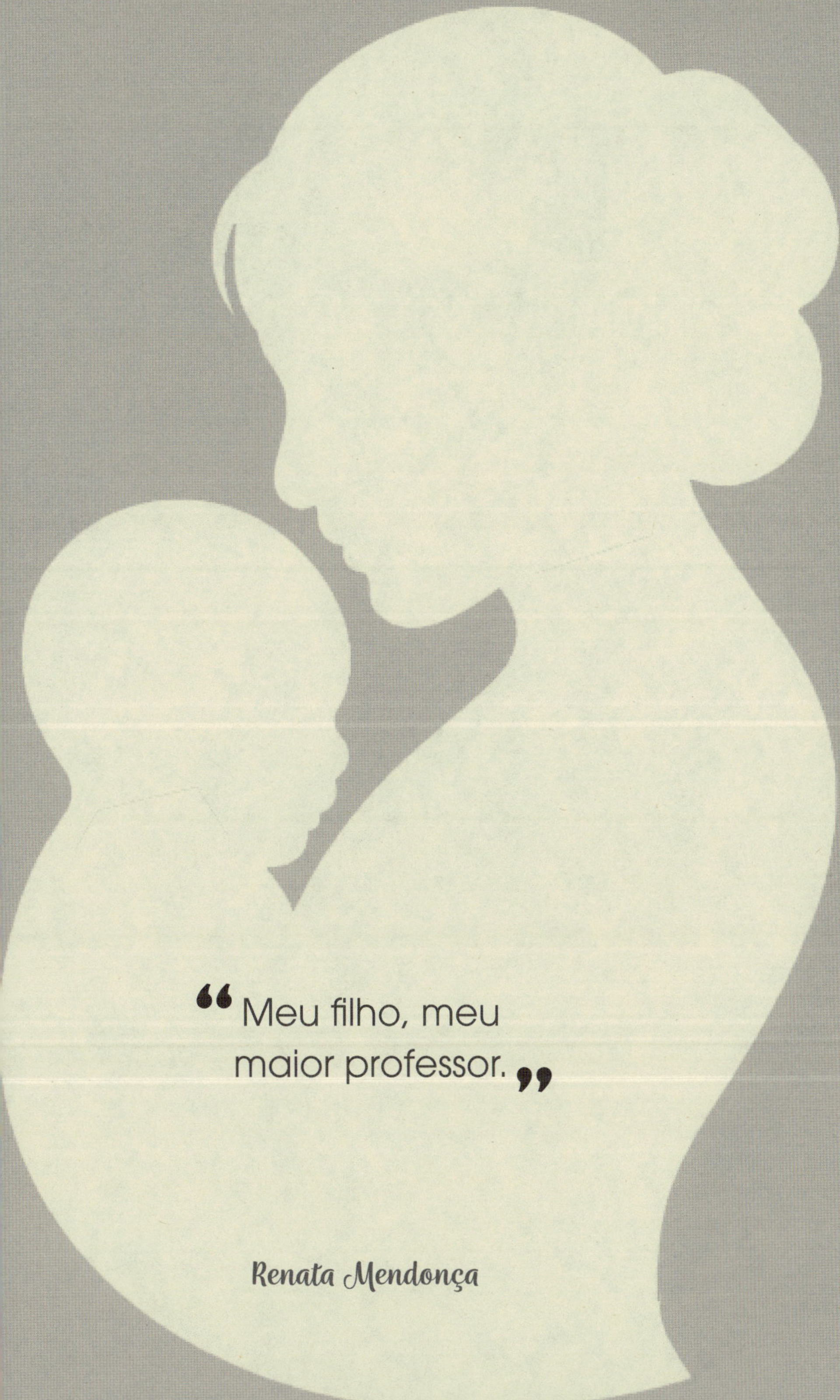

“Meu filho, meu maior professor.”

Renata Mendonça

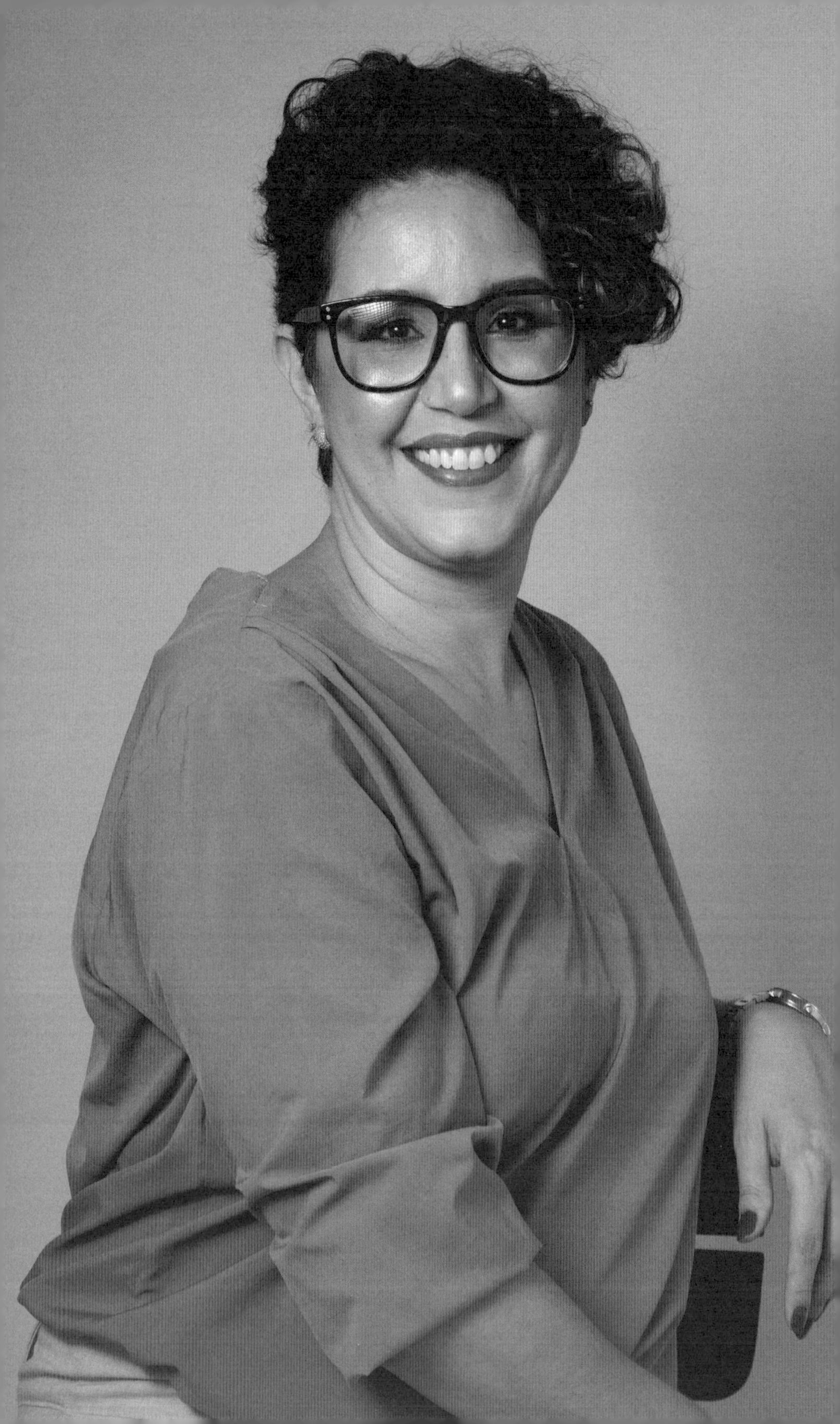

Ruth Rodrigues

Meu nome é Ruth Rodrigues, sou advogada, natural de Brasília/DF, cidade onde resido desde que nasci. Sou casada e tenho três filhos de idades diversas (18, 10 e 3 anos). Foi por causa deles que minha advocacia tomou o rumo em que está hoje.

Sou advogada especialista em violência obstétrica (VO), área em que quase nenhum colega tem conhecimento. No entanto, são milhares de mulheres vítimas todos os dias.

Estudei Direito por obrigação, mas descobri na Justiça o meu propósito. Hoje, tenho o maior escritório especializado em violência obstétrica, e atendemos todo o Brasil.

Sou presidente do Nascer Direito, um coletivo criado justamente para enfrentar esse tipo de violência, e da primeira comissão de combate à VO da OAB/DF, além de palestrante e professora.

violenciaobstetrica_ruth

rodriguesemeloadv

nascerdireito

+55 (61) 98165-6662

Maternar

Gerar, gestar, parir e cuidar

Violência (in)visível 25

Por Ruth Rodrigues

Você já ouviu falar de violência obstétrica? Tenho quase certeza de que sim. Se você não ouviu falar exatamente dessa expressão, posso provar que você conhece alguma mulher que passou por essa situação, mesmo que você e ela não saibam.

A VO é todo procedimento realizado durante o ciclo gravídico-puerperal que vai contra as evidências científicas e a autonomia da mulher. Resumindo para que você entenda: sabe aqueles vários toques vaginais feitos no pré-natal? Pois é, não têm indicação nenhuma. Sabe a proibição de comer e beber durante o trabalho de parto? Isso também é VO. E sabe aquele mito de que a mulher não pode gritar durante o parto? Adivinhe? Também é VO.

A verdade é que o parto sempre foi algo natural e fisiológico na humanidade. Há mais de sessenta anos, as mulheres pariam os seus bebês em casa com as parteiras. Era um evento natural e fisiológico, cuidado por mulheres. Nenhuma mulher duvidava de que podia parir. É claro que muitas intercorrências não tinham solução naquela época pela falta de tecnologia que hoje temos.

Porém, com a transferência do parto para os hospitais por intermédio do discurso do medo ("parir em casa é perigoso e você pode morrer"), com a demonstração na televisão e no cinema de que o parto era sofrido e causa de morte para a mulher, algo que era tão natural se tornou patológico e motivo de preocupação excessiva.

É evidente que o cuidado e a atenção na gestação devem ser específicos por parte dos profissionais da assistência ao parto. Certas intercorrências só acontecem nesse momento da vida de uma mulher e, por isso, ela deve ter atenção e cuidados profissionais. No entanto, com essa mudança de visão acerca do parto, a tecnologia, que antes faltava nos partos em casa, hoje interfere no fluxo de um parto normal e fisiológico.

Intervenções excessivas causam danos que necessitam de outras intervenções, de modo que muitas vezes culminam em uma cesariana que não seria necessária caso se respeitasse a fisiologia do corpo. Há no YouTube um vídeo muito bom, que compara o parto com o ato sexual. E o que o parto tem a ver com o sexo? Tudo!

O mesmo hormônio que faz com que o orgasmo aconteça é o hormônio que faz com que o parto aconteça: a ocitocina. Então, tanto o parto quanto o sexo são atos naturais e fisiológicos do ser humano. Portanto, os elementos de um e outro devem estar presentes, como privacidade, luz baixa, silêncio e intimidade. Agora imagine uma sala toda iluminada, com uma cama desconfortável, com um monte de gente que você nem sabe quem é querendo colocar a mão no seu corpo a todo o momento sem nem explicar o que está acontecendo e o porquê de cada procedimento? É assim que se revela a assistência obstétrica tradicional atualmente no Brasil: repleta de intervenções sem indicação e realizadas sem consentimento. Desse modo, aquele dia tão esperado do nascimento de um filho acaba se tornando, muitas vezes, um dia que as mulheres querem esquecer por causa das violências sofridas.

É importante deixar claro que violência obstétrica não é o mesmo que erro médico. É muito comum as pessoas acharem que violência obstétrica são aqueles casos em que os bebês ou a mãe ficaram com alguma sequela do parto. Ou, ainda, quando um dos dois ou os dois morrem. Isso não é verdade, e diferenciar as duas coisas faz com que joguemos luz nos casos de violência obstétrica que são considerados normais.

“Mãe e bebê estão bem, é isso que importa!”.

Será que é só isso que importa?

O erro médico é todo procedimento que deveria ser feito, mas que não foi realizado com o devido cuidado, causando um dano em decorrência dele. Um exemplo bem simples: uma mulher faz uma cesariana, a equipe esquece uma gaze dentro do útero, essa gaze infecciona e a mulher perde o útero em decorrência desse esquecimento. Isso foi um erro médico. Já a violência obstétrica é uma conduta que não deveria acontecer nunca!

Mandar "calar a boca"; ignorar as queixas da mulher; usar medicamentos potencialmente danosos sem indicação, somente para acelerar o parto; realizar cesarianas sem indicação, sabendo-se que é uma cirurgia de grande porte que traz muito mais riscos à saúde da mulher e do bebê do que o parto normal bem assistido; fazer lavagem intestinal; subir na barriga da mulher para o bebê nascer mais rápido (Manobra de Kristeller); cortar o períneo da mulher (episiotomia); todas essas condutas são contraindicadas como procedimentos de rotina. Algumas são proscritas da medicina, ou seja, não devem ser feitas.

Fica a reflexão sobre a importância de saber diferenciar VO de erro médico. Pode-se afirmar que uma mulher que sai com o bebê vivo nos braços, sem sequela, não passou por VO? Seria muito cruel limitar a experiência da mulher à mera sobrevivência ao parto.

Há muitos anos, na época dos partos em casa e sem tecnologia, muitas mulheres tinham medo de morrer quando acontecia uma intercorrência. Mas o parto ainda é visto como fisiológico. No entanto, parece que ele é visto como algo perigoso, que sempre necessita de intervenção, senão a mulher vai morrer. E quando a mulher sai desse parto se sentindo um lixo humano por ter sido maltratada, as pessoas tendem a minimizar sua experiência negativa.

A Organização Mundial da Saúde (OMS) recomenda que a mulher tenha uma experiência positiva de parto, de modo que pouco importa se o nascimento se deu via parto vaginal ou cesariana. Se essa mulher foi acolhida, respeitada nas suas vontades e vivenciou o nascimento do seu filho de forma positiva, ela teve acesso a um parto humanizado.

Observe que estamos falando de VO como violação de direitos humanos das mulheres. Esses direitos estão previstos na nossa Constituição, nos tratados internacionais que o Brasil já assinou e nas normas legislativas inferiores, como leis ordinárias e portarias do Ministério da Saúde. O fato é que não se enxerga a violência obstétrica se não se tiver olhos humanitários.

Achar "normal" uma mulher ficar de pernas abertas, amarradas em perneiras, enquanto uma porta gigante do centro obstétrico fica aberta e, no corredor, muitas pessoas passam e veem suas intimidades expostas, enquanto no momento do parto essa mulher é xingada e humilhada, foge muito do que se entende como dignidade da pessoa humana.

Aliás, a dignidade da pessoa humana é um dos princípios básicos da nossa Constituição. E é com isso que, aos poucos, conseguimos mostrar para o Poder Judiciário que o parto não precisa ser daquele jeito medonho e horroroso que vemos nos filmes. O nascimento de uma criança é um dos eventos mais importantes na vida de uma mulher, ainda que seja sua terceira ou quarta gestação, porque cada uma é única; e, por isso, cada nascimento é único. E quando esse nascimento está recheado de práticas inadequadas, que vão de encontro aos protocolos do Ministério da Saúde e contra as evidências científicas, entende-se que os direitos das mulheres foram violados.

Se está escrito que a mulher tem direito de escolher a posição em que deseja parir, devendo ser estimuladas as posições verticalizadas e, no momento do seu parto, ela é colocada em posição ginecológica (litotomia), de pernas para cima e amarradas, ela não teve direitos de escolha respeitados. Estamos falando de violação do direito de autonomia do paciente, que está previsto nos artigos Cap. I - XXI e XXIII, Cap. III - art. 15, Cap. IV - art. 24, Cap. V - art. 31, 41 e 42, Cap. IX - art. 74 e Cap. XII - art. 101 e 110 do Código de Ética Médica, de modo que não se pode negar a existência do direito de escolha do paciente.

Ainda que se questione a autoridade do médico e o que poderia ser feito em casos de emergência, é isto o que está descrito: o médico somente pode passar por cima da vontade do paciente se houver risco de morte para ele. No entanto, não é isso que presenciamos na assistência ao parto. A grande maioria das violências obstétricas acontecem justamente porque não respeitam a autonomia da paciente, não respeitam os protocolos e as evidências científicas e têm, como centro das atenções, o médico.

Parece estranho, mas ninguém olha a mulher como um sujeito de direitos, e sim como um objeto. A partir do momento em que ela entra na instituição hospitalar, parece-me que ela se torna um veículo do nascimento, cuja única função é botar para fora uma criança viva, inteira e bem. E ainda tem a obrigação de estar bem para cuidar daquele ser que acabou de chegar. Se reclamar de qualquer coisa, aparece alguém para dizer que a mulher é ingrata. Oras, afinal de contas, ela está viva graças à equipe do hospital! Pouco importa se ela foi bem tratada, acolhida, ouvida nas suas queixas. Ela está viva e com um bebê no braço. É isso o que a maioria pensa e diz. Mas o fato é que as sequelas mais importantes não são visíveis: são internas, em um espaço a que ninguém dá atenção. E depois não sabem por que tantas mulheres não querem ter mais filhos ou ficam depressivas após o parto.

Ninguém conta à mulher que a gestação e o parto são só a ponta do *iceberg* que se chama maternidade. Depois que esse bebê nasce e vai para casa com a mãe, começa uma das fases mais difíceis, senão a mais difícil, que é o puerpério: solidão, dor e um sentimento de abandono que só quem passa sabe. Mas isso é assunto para outro capítulo...

Bibliografia

CONSELHO FEDERAL DE MEDICINA. *Código de ética médica*. Brasília, 2019. Disponível em: https://portal.cfm.org.br/images/PDF/cem2019.pdf. Acesso em: 9 abr. 2025.

THE PERFORMANCE. Direção de Alberto Basaluzzo. [S. l], 2015. 1 vídeo (7 min). Publicado pelo canal FreedomForBirthRAG. Disponível em: https://www.youtube.com/watch?v=IZG0T7xHy6A&feature=youtu.be&has_verified=1. Acesso em: 30 mar. 2025.

OMS emite recomendações para estabelecer padrão de cuidado para mulheres grávidas e reduzir intervenções médicas desnecessárias. *Organização Pan-Americana da Saúde*, 2018. Disponível em: https://www.paho.org/pt/noticias/15-2-2018-oms-emite-recomendacoes-para-estabelecer-padrao-cuidado-para-mulheres-gravidas-e. Acesso em: 30 mar. 2025.

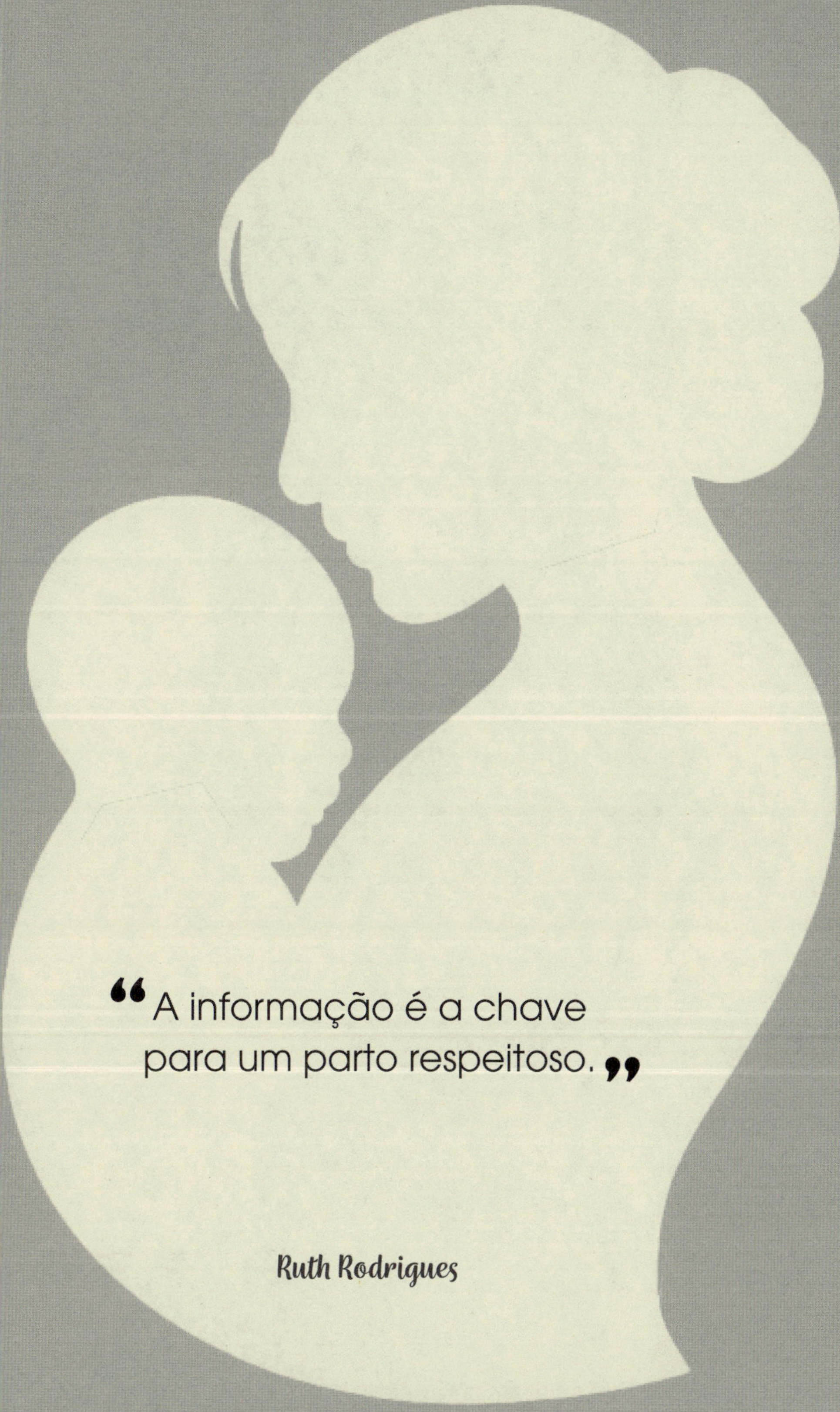

> “A informação é a chave para um parto respeitoso.”

Ruth Rodrigues

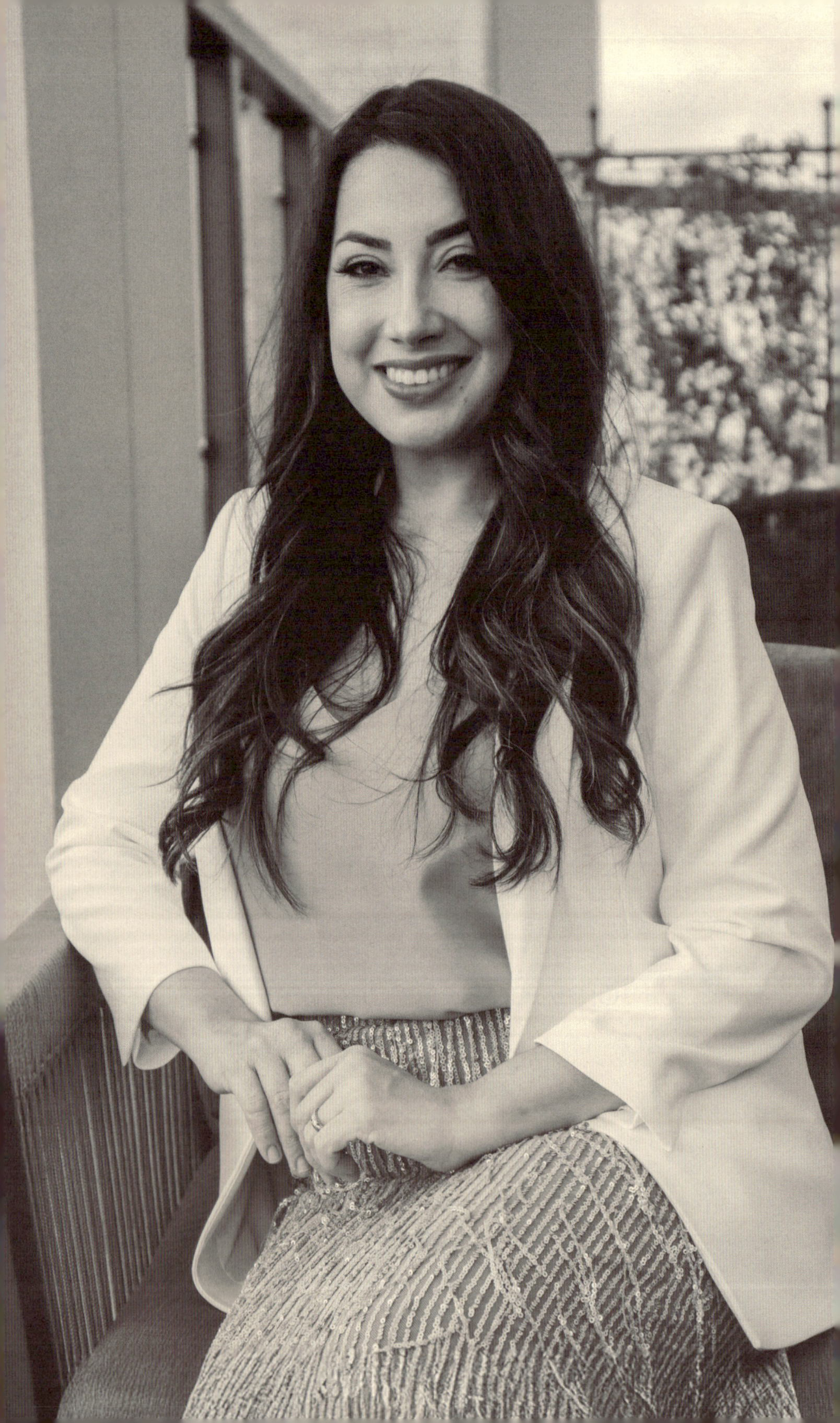

Saritha Marino

Sou Saritha Marino, mãe da Samirah e do Arthur, terapeuta materna holística, educadora perinatal e de hipnoparto. Mestranda em Psicologia e especialista em terapias integrativas. Fundadora do Instituto Maternidade Holística, acompanho mães no Brasil e no mundo em sua transformação desde a gestação, parto e pós-parto. Desenvolvi uma abordagem que une estudos energéticos, científicos, cognitivos e mentais para cuidar da saúde de forma completa — corpo, mente, alma e emoções. Minha missão é apoiar, acolher e ser guia no labirinto materno para empoderar a mulher durante sua jornada.

maternidadeholistica_

+1 (305) 560-7844

Maternar

Gerar, gestar, parir e cuidar

Maternidade holística: cura que transforma gerações

26

Por Saritha Marino

A maternidade é uma das experiências mais profundas e transformadoras da existência humana. Ela é mais do que um fenômeno fisiológico — é um chamado sagrado para o autoconhecimento, para a reconexão com o corpo, a ancestralidade e a alma. A mulher é o portal da vida para este plano. É no útero da mãe que vivenciamos nossos primeiros aprendizados, sentimentos, sensações e percepções. Ela nos alimenta não apenas fisicamente, mas emocional e energeticamente. Nesse espaço sagrado, somos formados com as impressões do mundo ao redor, e cada célula carrega a memória dessa conexão primordial.

Como terapeuta holística, mãe e estudante de Psicologia, compreendi a importância da mãe desde a concepção. É fundamental que a gestante tenha um cuidado integrativo — envolvendo os cuidados com a saúde do corpo, mente, alma e emoções. Não se trata apenas de um pré-natal tradicional, mas de uma escuta ativa e de um olhar acolhedor para as transformações dessa jornada.

Durante a gestação, o corpo da mulher se reorganiza com precisão divina. Cada órgão encontra novo lugar, os sistemas se ajustam, os hormônios se transformam. A natureza é perfeita. O campo energético se expande para acolher uma nova vida. Cuidar da saúde integral é essencial — pois ser mãe é estar a serviço da própria vida. Quando essa consciência desperta, uma nova forma de viver floresce.

E não apenas isso, a mãe passa a ser um canal de cura não apenas para seu bebê, mas também para sua linhagem, acessando a ancestralidade por meio da gestação e abrindo espaços de reconciliação e amor. Ao gerar uma filha, a mulher também carrega dentro de si os óvulos dessa futura mulher — ou seja, uma parte de sua futura neta já está presente durante essa gestação. Isso significa que toda mulher que está gestando uma menina carrega, energética e biologicamente, três gerações dentro de si: ela mesma, sua filha e sua neta.

Estudos de embriologia mostram que, ainda na gestação, por volta da 20ª semana, o feto feminino já possui formados todos os óvulos que terá ao longo da vida — cerca de 6 milhões. Esses óvulos foram, portanto, gerados no útero da avó. Esse conhecimento nos conecta à ideia de que as experiências emocionais, nutricionais e até ambientais vividas por nossas avós podem influenciar não apenas nossas mães, mas também a nós mesmas. Essa é uma perspectiva reforçada pela epigenética, campo da ciência que estuda como os fatores externos podem modificar a expressão dos nossos genes sem alterar o DNA em si (ZHANG; MEANEY, 2010).

Somos frutos de histórias que começaram muito antes de nós — e gestar é, também, tecer uma nova trama de cura.

Muitas mulheres chegam à maternidade desconectadas de si mesmas. Algumas carregam dores da infância, outras, traumas familiares, e muitas vivem em um sistema de saúde fragmentado, que isola o físico da mente e da energia vital. O medo, a ansiedade e a insegurança se tornam ainda mais presentes. Percebi que, durante o período gestacional e o primeiro ano da maternidade, inconscientemente, todas essas informações emergem e são projetadas na mulher — e também no bebê. Foi nesse contexto que nasceu meu chamado: ser ponte entre os cuidados tradicionais e o olhar sensível e intuitivo de que a alma materna tanto necessita. A maternidade holística é isso: integrar saúde física, emocional, energética e espiritual.

Na medicina oriental, a saúde é o equilíbrio entre *yin* e *yang*, os cinco elementos e os meridianos de energia. Já a *Ayurveda*, ciência milenar da Índia, vê a gestação como um momento sagrado. Os Vedas ensinam que o cuidado com a mulher começa antes da concepção e segue até o puerpério, com foco na energia vital (*prana*), alimentação adequada, massagens com óleos (*abhyanga*), fitoterapia e práticas espirituais. Civilizações antigas, como a egípcia e a grega, honravam a mãe como uma guardiã da vida, cercada de mulheres curadoras, parteiras e matriarcas (CHOPRA, 1991).

A Neuropsicologia revela que as experiências emocionais da gestante moldam não só o cérebro do bebê, mas também o dela. O ambiente intrauterino influencia diretamente o neurodesenvolvimento fetal. Pesquisas mostram que altos níveis de estresse aumentam os riscos de baixo peso ao nascer, prematuridade e dificuldades cognitivas no bebê (WADHWA et al., 2001). O corpo segue a mente. Como podemos ignorar isso em um período tão delicado como a gestação? Essa visão nos convida a cultivar ambientes mais afetivos, tranquilos e conscientes.

A Epigenética reforça essa visão. Os genes respondem ao ambiente. Uma mulher emocionalmente nutrida, segura e conectada consigo cria condições ideais para a expressão saudável do DNA do bebê. Estamos não apenas gerando filhos, mas moldando futuros. O potencial genético é ativado ou silenciado conforme os estímulos do meio — e isso nos convida a olhar com mais amor para o todo. Bruce Lipton, biólogo celular, reforça que nossas crenças e emoções têm o poder de reprogramar nossa biologia (LIPTON, 2007). Essa perspectiva abre espaço para um cuidado mais humano e amoroso.

A Psicologia Perinatal, por sua vez, mostra que a gestação é uma janela emocional intensa. A mulher revive laços da infância, reconecta-se com sua mãe interna, acessa medos profundos e memórias não elaboradas. Quando esse processo é amparado, torna-se cura. O parto é nascimento do bebê — e renascimento da mulher. Esse cuidado, portanto, deve continuar: envolvendo a nova mãe e o bebê, nutrindo o vínculo e a conexão. Estudos como os de Allan Schore (2001) comprovam que o vínculo afetivo precoce molda o sistema nervoso do bebê e sua saúde emocional no longo prazo.

Sobre espiritualidade, é curioso observar como a ciência ocidental começa a validar saberes milenares: espiritualidade e saúde caminham juntas. Pesquisas internacionais, como as conduzidas pelo Dr. Harold Koenig, da Universidade Duke (2012), evidenciam que a espiritualidade pode ser um fator protetivo na saúde mental, auxiliando na redução de sintomas depressivos e promovendo bem-estar emocional. Integrar essa visão ao maternar é ampliar horizontes. O fortalecimento do eixo espiritual é um caminho de conexão com algo maior, que traz sentido, paz e confiança para essa jornada de renascimento.

A maternidade holística nasceu desses pilares. Diferentemente do que muitos pensam, ela não é misticismo — é prática fundamentada, com respaldo científico e empírico. Foi por meio da minha vivência pessoal e profissional que desenvolvi esse conceito, e percebi quão empoderador é esse conhecimento. Ser protagonista do próprio parto, da própria maternidade, é revolucionário.

A mulher escolhe como quer gestar, parir, viver seu puerpério, educar e nutrir seu filho — e essa nutrição vai muito além do alimento. É energética, emocional, espiritual. A ciência já sabe: as palavras que ouvimos, os lugares que frequentamos e os pensamentos que cultivamos afetam nossas células. Estudos em Epigenética e Neurociência comprovam o poder da visualização e da cocriação (DISPENZA, 2012). Quando nos tornamos conscientes disso, passamos a viver com mais presença e responsabilidade.

É com esse olhar que desenvolvo meu trabalho: por meio de mentorias com gestantes e casais, compartilhando saberes e práticas integrativas. Um dos recursos mais transformadores que ensino é o *hypnobirthing*, que combina técnicas de respiração, hipnose e relaxamento para empoderar a mulher em seu parto. Estudos mostram benefícios como redução de intervenções médicas, partos mais curtos e bebês mais tranquilos (MADDEN *et al.*, 2016). Mais do que uma técnica, é uma filosofia de presença, entrega e confiança na sabedoria do corpo.

Grande parte da minha inspiração vem de Michel Odent, renomado obstetra francês, que enfatiza que transformar o mundo requer mudanças na maneira como os bebês vêm ao mundo (ODENT, 2001). O nascimento consciente é o primeiro passo para uma nova humanidade.

Após o nascimento, inicia-se uma nova fase para a mulher. O puerpério, muitas vezes invisibilizado, é intenso. Uma nova identidade se forma. A Fundação Oswaldo Cruz estima que uma em cada quatro brasileiras sofre de depressão pós-parto. O *burnout* materno também cresce. Eu mesma atravessei esse território: exausta, solitária. Foi a junção entre terapias, espiritualidade e rede de apoio que me salvou. Hoje, sou mentora de mães que se perderam no labirinto materno, ajudando-as a reencontrar sua essência.

A sociedade ainda idealiza a mãe perfeita: sempre sorridente, sempre forte. Mas esse mito é cruel. Precisamos falar sobre cansaço, solidão e sobre a beleza de sermos vulneráveis. Maternidade real é potência, não perfeição. A exaustão materna precisa ser validada, não normalizada. Validar a dor é o primeiro passo para acolher a cura. E criar espaço para essa escuta transforma vidas.

Quando a mulher encontra um espaço seguro para se redescobrir, ela floresce. Ao florescer, inspira. A maternidade deixa de ser pesada e solitária, e se torna um campo fértil de amor e transformação. Cada nascimento é um renascimento. Cura o passado, transforma o futuro. E quando entendemos isso, percebemos que a cura da mãe é uma cura coletiva.

Essa cura não é linear. É espiralada, cíclica, como o feminino. Requer presença, coragem e entrega. E também gentileza consigo mesma. Precisamos normalizar a vulnerabilidade, o pedir ajuda, o descansar, o ser imperfeita. Precisamos acolher a mulher real que emerge após o parto — muitas vezes despida de tudo o que achava que era. E isso é potente. Porque, nesse despir, há verdade. E onde há verdade, há liberdade.

Quando uma mulher é acolhida em seu maternar, reverbera em toda a sua linhagem — nos que vieram antes e nos que ainda virão. Maternar com consciência é um ato revolucionário.

Bibliografia

CHOPRA, D. *Perfect health*: The complete mind/body guide. New York: Harmony Books, 1991.

DISPENZA, J. *Breaking the habit of being yourself*: How to lose your mind and create a new one. Carlsbad: Hay House, 2012.

KOENIG, H. *Handbook of religion and health*. New York: Oxford University Press, 2012.

LEONEL, F. Depressão pós-parto acomete mais de 25% das mães no Brasil. *Portal Fiocruz*. Disponível em: https://portal.fiocruz.br/noticia/depressao-pos-parto-acomete-mais-de-25-das-maes-no-brasil. Acesso em: 9 abr. 2025.

LIPTON, B. *A biologia da crença*: Como o poder da consciência influencia a matéria e os milagres. São Paulo: Butterfly Editora, 2007.

MADDEN, K. et al. Hypnosis for pain management during labour and childbirth. *Cochrane Database of Systematic Reviews*, n. 5, 2016. Disponível em: https://doi.org/10.1002/14651858.CD009356.pub3. Acesso em: 9 abr. 2025.

MEANEY, M.; ZHANG, T. Epigenetic mechanisms and the environmental regulation of the genome. *Archives of Women's Mental Health*, Springer, v. 13, n. 6, p. 451-459, 2010.

NATIONAL INSTITUTES OF HEALTH (NIH). *Stress and pregnancy*: NIH-funded research explores prenatal stress and its effects on child development. Bethesda: NIH, 2001. Disponível em: https://www.nih.gov. Acesso em: 9 abr. 2025.

ODENT, Michel. *O renascimento do parto*. São Paulo: Ground, 2001.

SCHORE, A. The effects of early relational trauma on right brain development, affect regulation, and infant mental health. *Infant Mental Health Journal*, v. 22, n. 1-2, p. 201-269, 2001.

WADHWA, P. et al. Developmental origins of health and disease: brief history of the approach and current focus on epigenetic mechanisms. *Seminars in Reproductive Medicine*, v. 20, n. 5, p. 320-329, 2001.

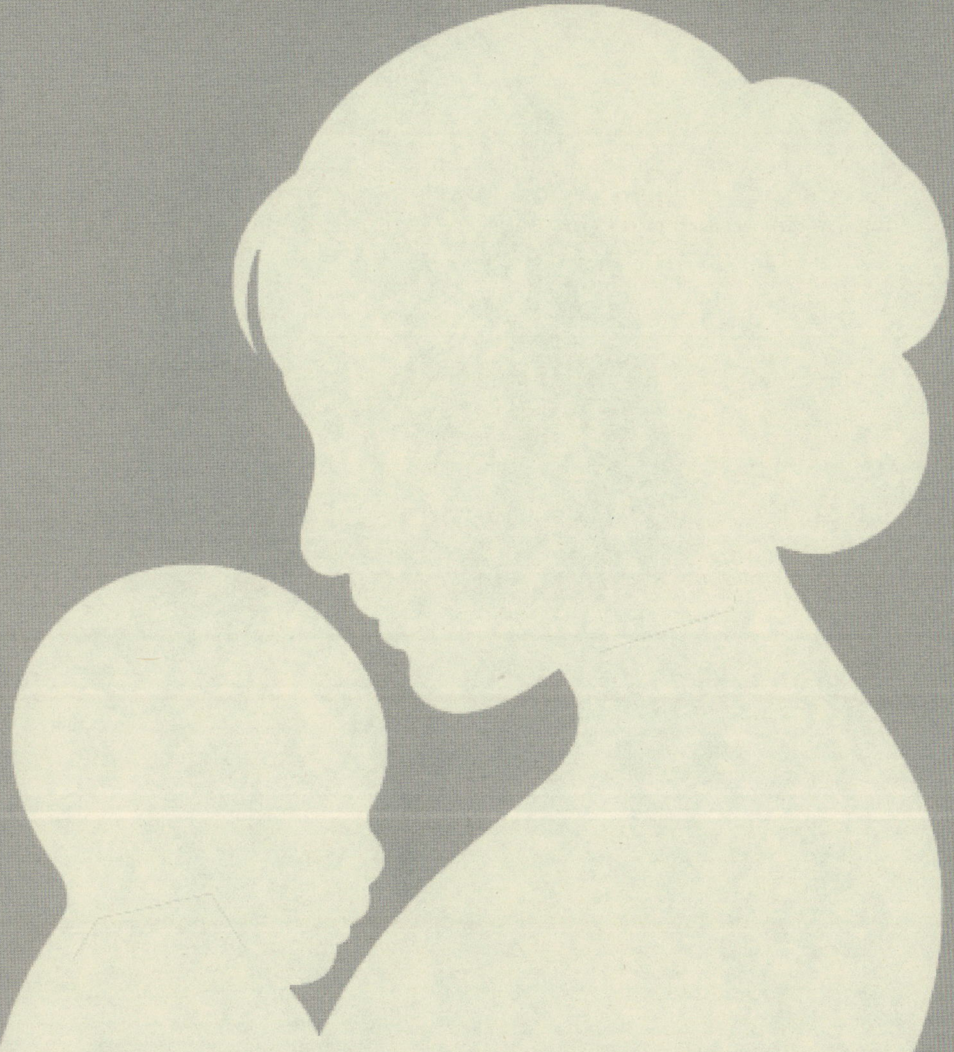

> "A maternidade consciente
> é um ato de amor que
> transcende o tempo: cura o
> passado, ressignifica o presente
> e ilumina o futuro."

Saritha Marino

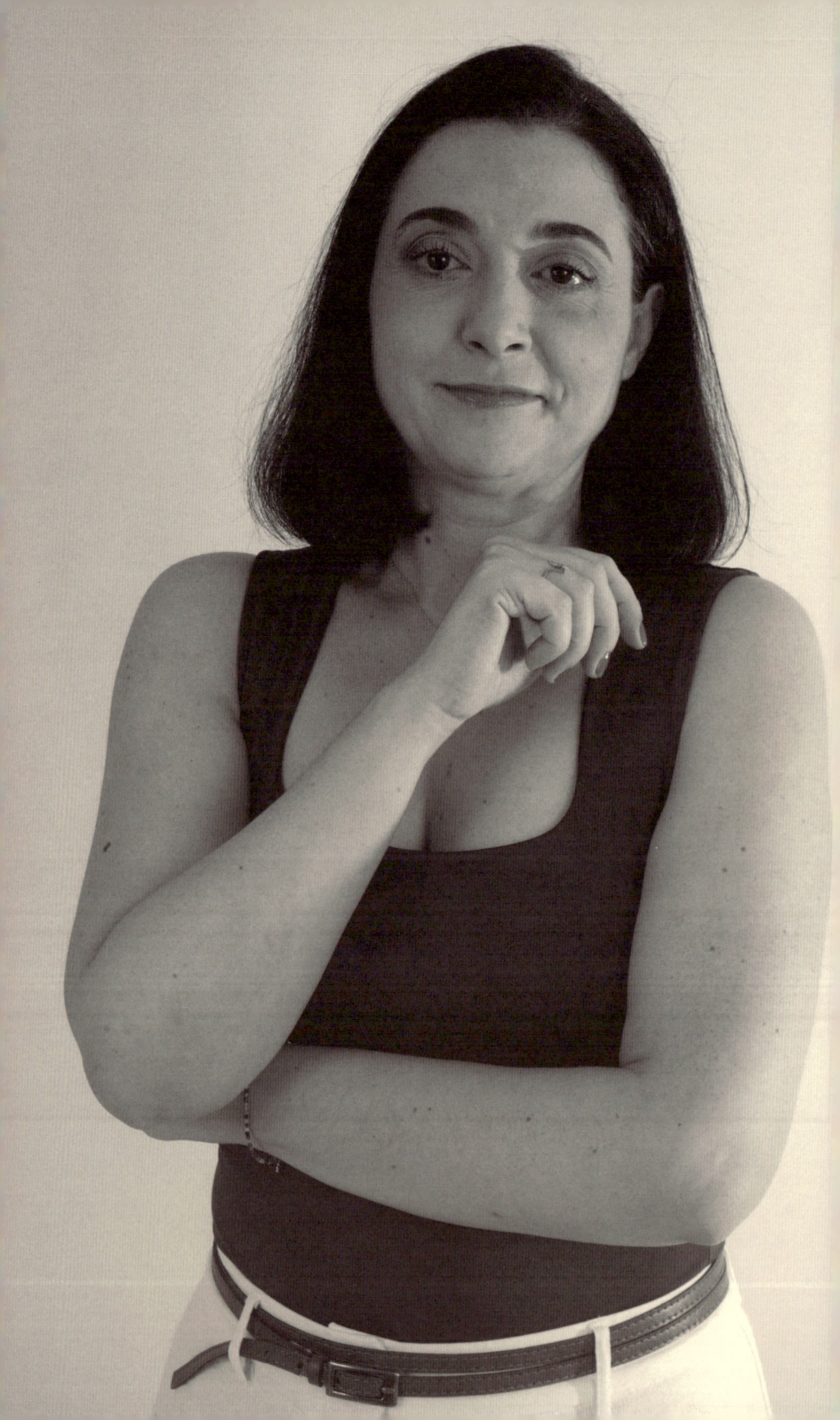

Thais Kuguelle

Sou Thais Kuguelle, fisioterapeuta apaixonada pelo corpo e pelo movimento. Com 24 anos de formação, atuo desde o início da carreira com reeducação postural, proporcionando qualidade de vida e consciência corporal aos meus pacientes. Em 2018, especializei-me em Obstetrícia pelo Hospital das Clínicas da Faculdade de Medicina da Universidade de São Paulo (HCFM - USP) e, em 2020, concluí a pós-graduação em Uroginecologia pela Faculdade Inspirar. Nesse período, desenvolvi uma nova paixão: o cuidado com as gestantes.

Dentre as minhas conquistas, destaco a autoria e publicação de um artigo científico, bem como a elaboração de um manual de orientação para gestantes, que ressalta a importância da atuação do fisioterapeuta na sala de parto. Meu compromisso é contribuir para a saúde da mulher, promovendo uma abordagem integrada que respeita o movimento e o corpo feminino.

thais_kuguelle_fisioterapeuta

+55 (11) 99812-5994

obstetricia.thaiskuguelle@gmail.com

Maternar

Gerar, gestar, parir e cuidar

Fisioterapia no preparo do corpo para o parto

27

Por Thais Kuguelle

O momento do parto é um dos mais intensos e marcantes na vida de uma mulher, sendo uma experiência única e transformadora. Durante a gestação, o corpo da mulher passa por diversas mudanças, e o parto exige não apenas resistência emocional, mas também física.

A Sociedade Brasileira de Ginecologia e Obstetrícia recomenda que a gestante, desde que esteja saudável, realize atividade física de intensidade leve a moderada por pelo menos trinta minutos por dia, pois a prática regular durante a gestação promove inúmeros benefícios físicos e psicológicos (BAVARESCO *et al.*, 2011). No entanto, poucas gestantes aderem a essa prática, e muitas ainda têm receios e dúvidas quanto à segurança da sua realização.

Se a atividade física, algo a que boa parte das mulheres tem acesso e também informação, já causa apreensão, o que dizer da fisioterapia?

O que observo na prática clínica é que, felizmente, os obstetras cada vez mais indicam a fisioterapia com o objetivo de preparar o corpo da gestante para o trabalho de parto, mas infelizmente a maioria das gestantes ainda não têm acesso a informações de qualidade ou não imaginam como a fisioterapia pode beneficiá-las nesse período, o que gera receio e medo de iniciá-la.

Neste capítulo, você entenderá como a fisioterapia pode contribuir para preparar seu corpo para o trabalho de parto, além de conhecer os benefícios que você pode esperar.

O primeiro ponto que precisamos compreender é que, durante a gestação, o corpo da mulher pode passar por inúmeras transformações que desencadeiam diversas queixas, como câimbras, dor na coluna lombar, inchaço, constipação, aumento da frequência urinária, entre outras. Nesse contexto, a fisioterapia não só atua no alívio desses sintomas, mas também desempenha um papel fundamental na preparação do corpo para o trabalho de parto, independentemente da via de parto escolhida pela gestante.

Caso a gestante opte pelo parto cesárea, minha conduta vai além de atuar nos sintomas descritos acima, proporcionando uma gestação mais saudável e orientando-a sobre como será o parto, os tipos de analgesia disponíveis e o que esperar da fase de pós-parto e da amamentação.

No parto normal, além de atuar em eventuais queixas, o principal objetivo é preparar o corpo da gestante, orientando-a sobre como utilizá-lo a seu favor para tornar o trabalho de parto menos prolongado.

Para que a gestante conheça seu corpo, é fundamental compreender a trajetória pela qual o bebê passará e identificar os ossos que compõem a pelve (Figura 1). É importante perceber que esses ossos, ao se juntarem, formam articulações. Uma maneira prática de sentir esses ossos é sentar-se em uma cadeira e, ao tocar a pelve, perceber como ela se move ao realizar diferentes movimentos.

São esses movimentos realizados pela pelve que irão auxiliar a descida e a saída do bebê durante o trabalho de parto. Entretanto, fique tranquila, durante as sessões de fisioterapia não há risco de o bebê descer ou do trabalho de parto ser antecipado com a prática dos exercícios. Apenas as contrações uterinas são responsáveis por esse processo.

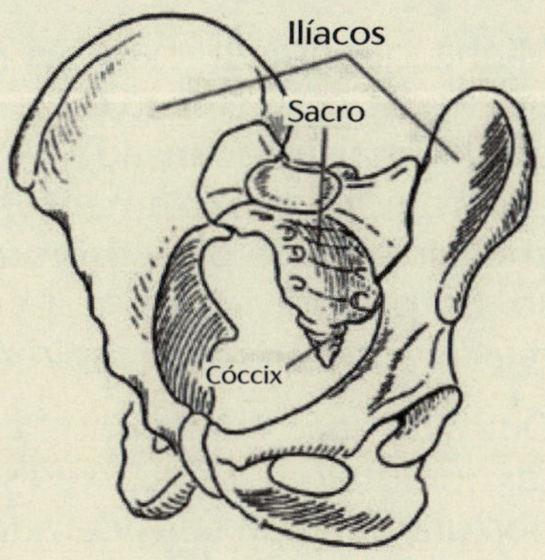

Figura 1 — Pelve óssea

Fonte: CALAIS-GERMAIN; PARÉS, 2013.

Pratique exercícios para o parto: conecte-se ao seu corpo e conheça o potencial que ele pode oferecer no momento mais poderoso da sua vida!

Além da realização dos exercícios durante o trabalho de parto, é fundamental que a gestante saiba como usar a respiração a seu favor. Essa questão é bastante recorrente, e frequentemente ouço perguntas como: “Como devo respirar durante o trabalho de parto?” ou “Como devo respirar no período expulsivo?”.

Inclusive muitas gestantes me questionam sobre o uso da chamada respiração "cachorrinho".

A resposta para essas perguntas é simples: durante o trabalho de parto, a técnica indicada é a respiração livre, ou seja, inspirar pelo nariz e expirar lentamente pela boca, mantendo um ritmo contínuo sem prender a respiração durante as contrações. Essa prática não apenas proporciona relaxamento, como também contribui significativamente para a diminuição da dor.

A frase que mais repito para minhas pacientes durante as sessões é: "Se, no momento do trabalho de parto, você não souber o que fazer ou esquecer todos os exercícios que praticamos, apenas respire". A respiração é a "regra" número um para garantir uma boa evolução do trabalho de parto.

Já que estamos falando de "regras", aqui vai a regra número dois: movimente-se. Trabalho de parto não é sinônimo de ficar parada. Claro que haverá momentos de descanso, mas, entre as contrações, mantenha-se o mais ativa possível. Movimentar-se, como caminhar, pode aliviar a dor e ajudar na evolução do trabalho de parto.

Minha orientação para as pacientes é: aproveite para realizar os exercícios no início do trabalho de parto, quando você ainda estiver mais descansada. Após atingir cerca de 6 cm de dilatação, foque no relaxamento. Use a banheira, tome um banho de chuveiro, adote posições que proporcionem conforto e descanso. Se preferir, deite-se. O mais importante nesse momento é relaxar, descansar e respirar.

Outra dúvida comum entre as gestantes é sobre qual postura adotar durante o período expulsivo. A resposta é simples: não há uma postura que seja considerada a melhor. O que as pesquisas científicas demonstram é que as posturas verticalizadas favorecem uma melhor oxigenação ao bebê e maior autonomia à gestante. Assim, é fundamental que a gestante experimente diversas posturas durante as sessões de fisioterapia, familiarizando-se com cada uma delas e escolhendo a que lhe proporcione maior conforto.

Após todo o processo de preparo do corpo para o parto, inicia-se, por volta da 34ª semana de gestação, uma nova etapa: o preparo do períneo.

O períneo é a região do corpo localizada entre o ânus e a vagina. Essa área é composta por músculos, ligamentos e tecidos que formam o **assoalho pélvico.** O preparo perineal visa minimizar o risco de lacerações durante o período expulsivo, além de promover maior consciência da gestante sobre essa musculatura, permitindo que ela a relaxe no momento do parto. Essa preparação é realizada por meio de duas técnicas: a massagem perineal e o uso do Epi-No® (Figura 2).

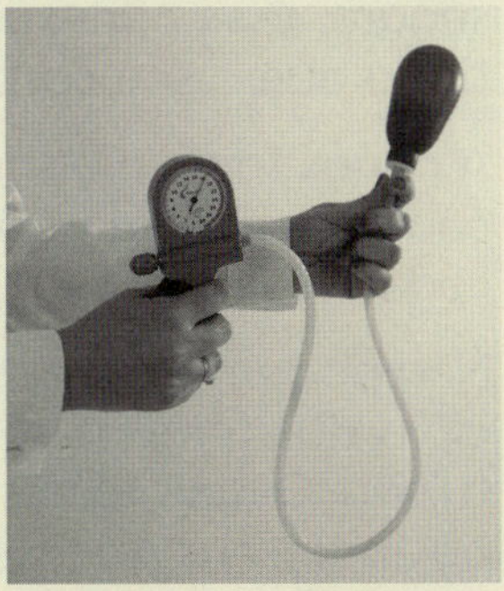

Figura 2 — Epi-No®

Fonte: arquivo pessoal da autora.

Tanto a massagem perineal quanto o Epi-No® são técnicas que têm como objetivo o alongamento e o relaxamento dos músculos perineais, e devem ser aplicadas por fisioterapeutas especializados. Na massagem perineal, o profissional insere metade do dedo indicador no canal vaginal, exercendo pressão em pontos estratégicos do assoalho pélvico, seguido de movimentos de pressão e deslizamento em formato de "U".

Por sua vez, o Epi-No® é um dispositivo constituído por um balão de silicone que é introduzido no canal vaginal e, depois, insuflado sob pressão controlada, promovendo assim um efeito de alongamento do assoalho pélvico. A insuflação é ajustada conforme a tolerância de cada mulher, e realizada em sessões de até dez minutos. Além de auxiliar no alongamento do períneo, o Epi-No® também é usado para o treino do período expulsivo. Durante esse treino, a gestante expulsa o dispositivo cheio por meio do relaxamento completo da musculatura perineal associado à respiração adequada, o que simula as condições do parto.

Esse preparo faz parte de uma abordagem mais ampla de cuidados durante a gestação, que vai além do acompanhamento obstétrico tradicional. É nesse contexto que a fisioterapia se destaca como uma aliada essencial, oferecendo suporte por meio de exercícios direcionados e técnicas específicas. Mais do que aliviar desconfortos comuns, como dores lombares, inchaço e câimbras, a fisioterapia prepara o corpo da gestante para os desafios físicos e emocionais enfrentados durante o trabalho de parto.

Por meio da prática de movimentos, respiração e técnicas específicas como o preparo do períneo, a gestante pode se antecipar às exigências do parto, o que proporciona um maior conforto, redução da dor e aumento de autonomia. A compreensão do funcionamento do corpo, especialmente dos movimentos da pelve, aliada à familiarização das posturas e exercícios torna-se fundamental para que a gestante se sinta mais confiante e segura. Essa conexão corporal fortalece sua percepção permitindo que o seu corpo seja utilizado a seu favor.

A conexão com o seu corpo não apenas contribui para a evolução do parto, mas também empodera a mulher, transformando cada movimento em um ato de coragem e celebração da vida.

Não podemos esquecer que as mulheres dão à luz desde o princípio dos tempos, e o parto é um processo profundamente intuitivo. O mais importante é nos conectarmos com nosso corpo, ouvindo seus sinais e permitindo que ele nos guie.

Concluímos que o parto é um dos momentos mais intensos e transformadores na vida da mulher. Preparar o corpo para esse evento é fundamental para garantir uma experiência segura, consciente e humanizada, permitindo que a mulher viva o nascimento do filho da forma mais tranquila e conectada com o próprio corpo.

Bibliografia

BAVARESCO, G. Z. *et al.* O fisioterapeuta como profissional de suporte à parturiente. *Ciência & Saúde Coletiva*, 2011, v. 16, n. 7, p. 3259-3266. Disponível em: https://doi.org/10.1590/S1413-81232011000800025. Acesso em: 10 abr. 2025.

CALAIS-GERMAIN, B.; PARÉS, N. *A pelve feminina e o parto*: compreendendo a importância do movimento pélvico durante o trabalho de parto. Barueri: Manole, 2013.

> “Pratique exercícios para o parto: conecte-se ao seu corpo e conheça o potencial que ele pode oferecer no momento mais poderoso da sua vida.”

Thais Kuguelle

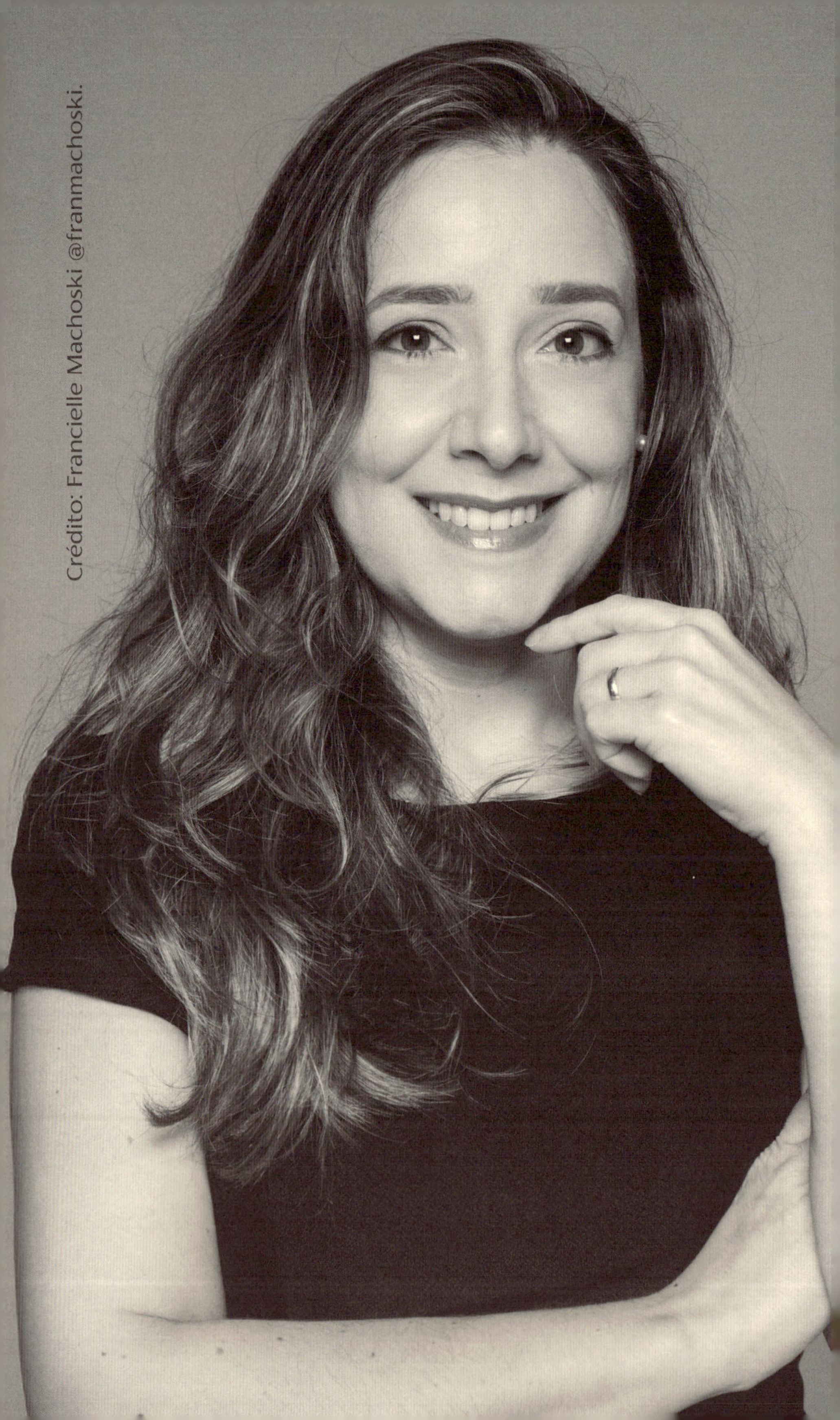

Crédito: Francielle Machoski @franmachoski.

Valéria Moro Maieski

Meu interesse pela vida dos bebês começou durante a faculdade, em unidade neonatal. Mas, ao me tornar mãe, passei a sentir mais sensibilidade pelas mães, bebês e crianças. Enfrentei desafios com a primeira lactação, depois me especializei em Pediatria e busquei mais conhecimentos sobre aleitamento materno. Vi então que era possível transformar a realidade da amamentação, e obtive resultados animadores. Tive sucesso amamentando meu segundo filho até dois anos e meio. Hoje, no mestrado, pesquiso sobre leite materno.

Atualmente busco um enfoque mais específico em meus atendimentos para, assim, orientar as famílias, ajudando a melhorar sua experiência na lactação. Meu nome é Valéria Moro Maieski, sou mãe, casada, bailarina, enfermeira, acredito no que faço e realizo meu trabalho com amor.

@VALERIA.CONSULTORAMATERNA

valeria.consultoramaterna

contato@novanutriz.com

Valéria Moro Maieski

amamentacaonovanutriz

www.novanutriz.com

Maternar

Gerar, gestar, parir e cuidar

Amamentação: benefícios, desafios e dicas práticas

28

Por Valéria Moro Maieski

Chegar em casa da maternidade pela primeira vez foi uma experiência diferente de tudo o que pude sentir ao me assumir como mãe; éramos eu, meu marido e nossa princesinha. Apesar de estar cansada e dolorida do processo do pós-parto, minha primeira vontade foi de colocá-la deitada em seu bercinho lindo que preparamos, assim como todo o quarto. Eu a coloquei e então a fotografamos. Enfim chegamos em nossa casa! Eu pensei: "Agora somos três, a família cresceu, e deveríamos aprender a ser pais". Meu caminho de mãe iria começar, e uma das grandes preocupações que eu tinha era se eu iria conseguir amamentar, pois já havia percebido que minha bebê sentia fome, e meu leite ainda não havia descido. Eu sabia que não tinha modelos maternos em que pudesse me inspirar para responder minhas primeiras perguntas, mas quis iniciar essa caminhada. Eu desejava amamentar.

Meu leite começou a descer horas depois de chegar em casa. Por sorte, tínhamos um casal de amigos que haviam se tornado pais há poucos dias, então, como estava com muita dor e minha bebê chorando de fome, meu marido resolveu aceitar a indicação e chamou uma consultora de lactação. Eu tive sorte, porque em poucas horas ela pôde estar presente. Sei que essa não é a realidade de muitas mulheres em nosso país, pois nem todas as famílias podem pagar um atendimento particular, então me senti grata a Deus naquele momento.

Benefícios da amamentação

Os benefícios do aleitamento vão além da produção de qualquer quantidade de leite que uma mãe pode obter; isso não a define como mãe, nem a faz melhor ou pior. Mas existe uma ligação e uma continuidade no processo de se tornar mãe quando ela se sente suficiente para seu filho ao poder alimentá-lo satisfatoriamente.

O leite materno representa algo muito particular entre mãe e filho. Seu leite é único, e, como ele, não existe nada igual. Poder amamentar e sentir a calma durante a amamentação é um benefício que a mãe pode ter com a ação do hormônio ocitocina, responsável pela ejeção do leite e pelo relaxamento após a mamada. Isso a conecta com seu bebê.

O leite produzido pela mãe muda e se adapta ao longo das horas, dia e noite, tarde e manhã. O bebê crescerá, e suas fases e necessidades também mudarão no decorrer de semanas e meses.

Além do bebê receber a melatonina, o hormônio do sono, presente no leite materno, fatores vivos como os lactobacilos o ajudam na regulação intestinal, aliviando as cólicas. Esse equilíbrio entre sono e regulação intestinal é algo de extrema importância.

Muito se fala da composição do leite materno, ou leite humano. A lista de elementos é imensa e incomparável com qualquer formulação feita pela indústria. Por mais precisa que seja uma fórmula, sabemos que nada será igual à composição do leite humano, pois são células vivas, feitas para seu filho, que saem do seio materno. "Em seus primeiros mil dias de vida, o ser humano passa por intenso crescimento e evolução em seu desenvolvimento, com uma grande proliferação neural e de microbioma, o que pede uma nutrição eficiente e específica" (DURÃES, 2025).

O leite materno é um fator de alta proteção contra a mortalidade infantil, entre 2 meses até os 5 anos, contra infecções respiratórias, diarreias e alergias. O Ministério da Saúde (BRASIL, 2025) orienta o aleitamento materno até os dois anos de idade ou mais, e de forma complementar após os seis meses. Esse benefício se estende para a vida toda, evitando futuras doenças como obesidade e diabetes.

Estudos apontam para o desenvolvimento cognitivo e nível econômico alto de indivíduos amamentados prolongadamente. Além disso, a amamentação prolongada preserva a saúde da mulher contra doenças, como câncer de mama e de útero, além de afastar a depressão pós-parto, regular a natalidade, além de outros ganhos.

Para o meio ambiente, a amamentação é um meio sustentável, pois os produtos substitutos do leite materno, ao serem fabricados, poluem o meio ambiente com resíduos industriais, provenientes dos recursos de produção. O sistema de saúde sofre menos com a sobrecarga de problemas oriundos da desnutrição e doenças infantis com o incentivo da amamentação.

Desafios ao amamentar

O fato de querer ou não amamentar é algo que a mulher traz consigo, é uma decisão que já está em seu coração. As influências presentes em sua vida podem ser boas ou ruins, e dependem de muitos fatores: pessoas, culturas, histórias familiares, além de experiências anteriores com a amamentação.

O fato é que, para saber amamentar, é necessária uma orientação anterior quanto ao certo e errado, aquilo que é normal ou não. Hoje, vemos a influência desmedida em redes sociais e propagandas de mídia, um verdadeiro bombardeio emocional e mental sobre a mulher, pai e família.

De todas essas influências, existem coisas muito boas, porém o risco da desinformação e da autoavaliação, sem orientação profissional, é muito grande. Todos esses fatores nos levam a pensar na presença do risco do desmame precoce em nossa sociedade.

O desafio inicial da amamentação ocorre com a chamada Hora de Ouro. É necessário que esse momento ocorra o mais precocemente possível: é o primeiro encontro pele a pele entre mãe e recém-nascido, logo após o parto. Essa aproximação reduz a ansiedade de ambos, o risco da hipoglicemia e acelera a descida do leite materno. Ocorre o reconhecimento entre ambos, a busca do bebê ao cheirar, lamber e sugar, e, assim, o estabelecimento da microbiota familiar.

Algo importante para a família entender é o ritmo inicial da amamentação ao chegar em casa. A mãe não deve pensar que sua rotina será como os dias que passou durante a internação hospitalar.

Em casa é necessário que aconteça a livre demanda: o estabelecimento do processo da amamentação, que não impõe regras e horários, mas permite que ambos se conheçam nesse contexto. O bebê deverá mamar e regular na mãe o volume de leite necessário, e a mãe, oferecer os nutrientes de que o bebê necessita. A presença do pai nesse momento é considerada fundamental, pois é ele quem protege a amamentação, assim como a ajuda da rede de apoio, seja ela familiar, de amigos ou outras pessoas de confiança.

A rede de apoio deve atender às necessidades da mãe e da família, compartilhar experiências positivas, lembrar a mãe de descansar, de se alimentar e hidratar. Elogiar e dar apoio emocional é fundamental para que a mãe produza seu leite e se sinta segura com suas conquistas diárias.

Além do desconforto do pós-parto, o início da amamentação pode ser outro desafio nos primeiros dias, por isso a família e a rede de apoio devem estar atentas às queixas da mulher, ajudando-a na busca de auxílio profissional ou levando-a em serviços de saúde para avaliação.

Algo muito comum entre as mulheres é questionar se terão leite suficiente para amamentar exclusivamente seu bebê, pois sentem, muitas vezes, a dificuldade de perceber se esse volume está realmente presente, comparando-se com outras mulheres. A mãe deve pensar que todo leite é importante, mesmo que não venha a sobrar ou a doar para um banco de leite. Existem meios de avaliarmos a produção, dependendo do problema, objetivo, necessidade da mãe e do bebê, e do tempo que se pretende amamentar.

Algumas dicas valiosas

Para que sua prática seja segura, aconselho estas dicas para uma boa amamentação:

- Amamentar durante a noite, nos primeiros meses, é importante para manter elevada a taxa da prolactina, hormônio que faz produzir o leite materno, e assim garantir bons níveis de produção ao longo do dia.

- Massagear bem as mamas, a aréola não deve estar rígida ao redor; se precisar, retire um pouco do leite com as mãos.

- Manter uma boa pega do bebê ao seio é essencial para que a ordenha realmente aconteça, ele deve abocanhar de baixo para cima da aréola, e o queixo deve estar encostado ao seio.

- Amamentar não deve ser um sofrimento, mas sim um prazer para a mãe e o bebê. A dor inicial deve diminuir após alguns instantes da pega; jamais aumentar. Se precisar, refaça a pega.

- Posicionar corretamente o bebê é importante para manter a boa pega e para ser confortável para a mãe, evitando tensões musculares. O bebê deve estar com a cabeça e coluna alinhada, com a barriga encostada na barriga da mãe.

· Colocar o bebê para arrotar em posição vertical. Caso ele precise, faça-o arrotar após amamentar em uma mama, e ofereça a outra se ele ainda tiver fome.

· Mudar posições ao colocar o bebê para mamar ao seio ajuda a esvaziar as mamas de maneira mais eficaz, ajudando na produção de mais leite.

· Observar a presença de urina na troca das fraldas do bebê após cada mamada; se ela estiver presente numa quantidade razoável para a idade, e o bebê hidratado, sua produção está equilibrada.

· Manter os mamilos arejados é necessário caso sinta ardências ou tenha lesões. Utilize o próprio leite nos mamilos; evite excesso de pomadas, óleos e cremes, pois dificultam a pega.

· Evitar o uso de chupetas, mamadeiras e bicos intermediários; eles competem com a amamentação e confundem o bebê quando for amamentado ao seio.

· Amamentar requer um ritmo, e, com o passar do tempo, a mãe irá perceber. Então, não deixe as mamas ficarem muito cheias a ponto de sentir dor, ofereça ao bebê ou então ordenhe, para alívio.

· Observar sinais de mastite: se houver vermelhidão e endurecimento localizados em alguma região da mama, com sintomas como calafrios, febre e mal-estar, e ainda secreção estranha em seu leite, procure orientação profissional.

· Usar compressas para dor ou ingurgitamento mamário pode parecer simples, mas é perigoso. Nunca faça sem orientação e sem conhecimento do problema real.

Bibliografia

DURÃES, K. Composição Nutricional do Leite Humano. In: CARVALHO, M. R.; SANCHES, M. T. C. *Amamentação*: bases científicas. 5. ed. Rio de Janeiro: Guanabara Koogan, 2025. p. 51.

BRASIL. *Aleitamento materno*. Ministério da Saúde, Brasília, DF, 2025. Disponível em: https://www.gov.br/saude/pt-br/assuntos/saude-de-a-a-z/a/aleitamento-materno. Acesso em: 20 mar. 2025.

> "Os benefícios do leite materno vão além do quanto a mãe pode produzir; isso não a define como melhor ou pior entre outras mães."

Valéria Moro Maieski

EDITORA
CHAVE MESTRA®

Instagram: @editorachavemestra

E-mail: editora@editorachavemestra.com.br

Site: www.editorachavemestra.com.br